AMRA

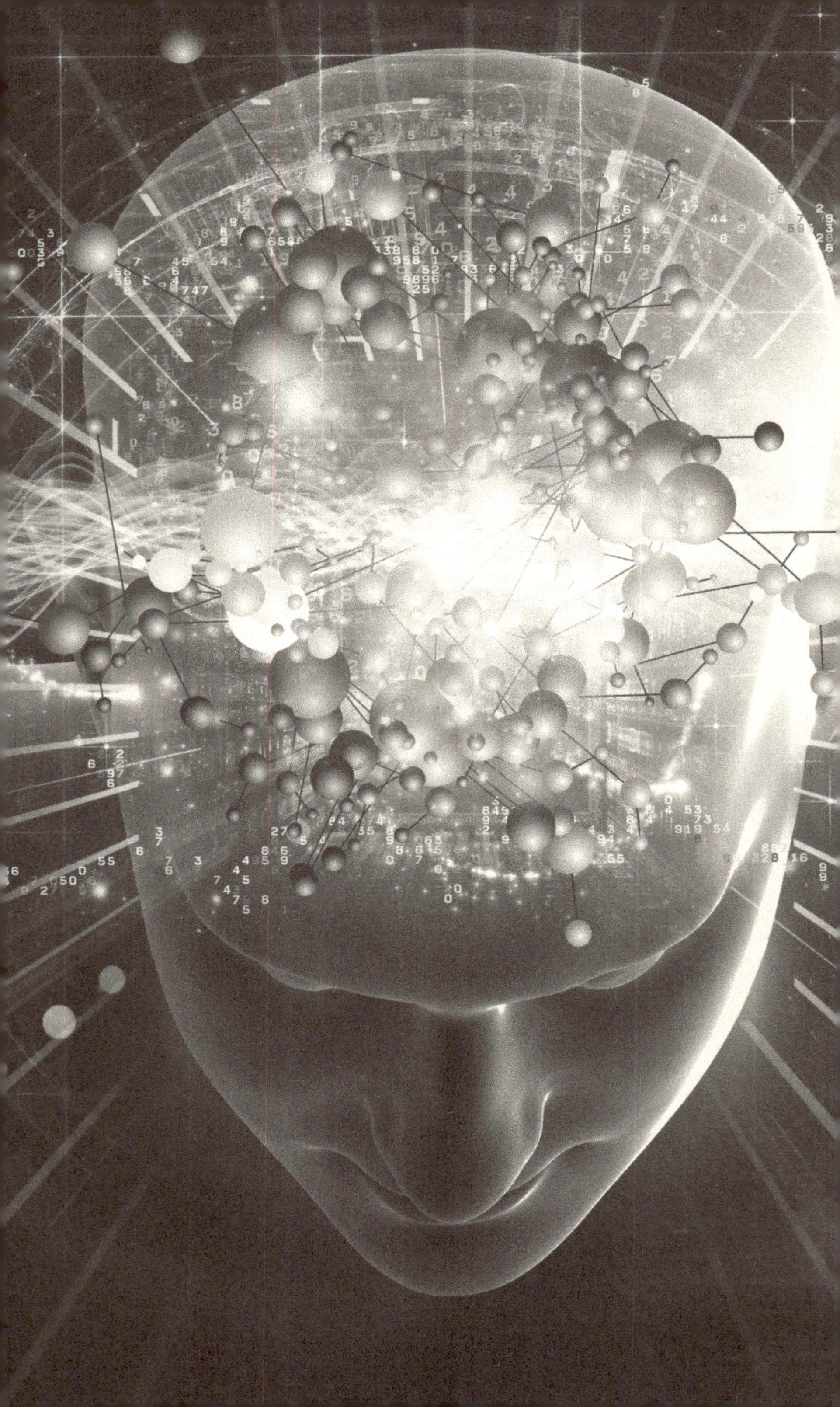

HORST KROHNE

DIE 12 PROGRAMME DES BEWUSSTSEINS

Geistiges Heilen und der Sinn des Lebens

AMRA

Eine Originalausgabe im AMRA Verlag
Auf der Reitbahn 8, D-63452 Hanau
Hotline: +49 (0) 61 81 – 18 93 92
Service: Info@AmraVerlag.de

Herausgeber & Lektor	Michael Nagula
Textbearbeitung	Juliane Molitor
Einbandgestaltung	Guter Punkt
Layout & Satz	Birgit Letsch
Druck	CPI books GmbH

ISBN Hardcover 978-3-95447-185-0
ISBN eBook 978-3-95447-186-0

Außer dem vorliegenden Buch ist vom Autor bei uns erhältlich:
Ich möchte wissen, um zu helfen. Wie Medialität die Heilung unterstützt
Neue Sicht des Geistigen Heilens. Überarbeitete und ergänzte Neuausgabe

Inhalt

Ich danke allen, die mir Mut gemacht haben,
ein Buch über diese neue Sicht des geistigen Heilens zu schreiben.
Somit ist das vorliegende Buch ein Gemeinschaftswerk.
Dazu beigetragen haben auch die vielen Klienten, die mir im
Gespräch über ihre Krankheit und meine Heilanwendungen
so manchen Durchblick verschafft haben.

Dankbar bin ich auch für die Hinweise aus der geistigen Welt,
ohne die ich viele Erkenntnisse nicht gewonnen hätte.

Mein besonderer Dank geht an meine Frau Anneli,
die mich in der Idee für dieses Buch unterstützte und
mir die Zeit gab, es zu schreiben.

HORST KROHNE

Vorwort

Eines scheint gewiss: Wir alle wollen gesünder, sinnstiftender, harmonischer und glücklicher leben und weiser handeln. Das Gros von uns stellt sich die Frage nach dem Sinn des Lebens wie Generationen von Menschen und Philosophen vor uns. Der Blick auf das Wie ist uns meist verborgen oder wenigstens verstellt.

Während des von Horst Krohne im Dezember 2016 gehaltenen Einführungsseminars, mit dem er die Dozenten der *Schule der Geistheilung nach Horst Krohne*® in die zwölf Programme des Bewusstseins einführte, wurde uns rasch klar, dass wir nach Chakra- und Meridianbehandlung, Organsprache, zeitverändernden Techniken, dem Lebenskalender und anderen Methoden ein weiteres spezielles, subtiles und feines Instrument in die Hände bekamen. Wir ahnten, dass dies erst ein kleiner Teil eines viel größeren Zusammenhanges ist. Gehörtes wie Erlebtes blieb zunächst vage. Es geht darum, tiefer einzusteigen und ein umfassenderes Verständnis des Gesamten zu entwickeln.

Als Essenz seines stets forschenden, sinnerfüllten Lebens stellt Horst Krohne in seinem elften Buch nun auch dem Leser seinen neuen, weiterentwickelten Ansatz der Geistheilung zur Verfügung, um mit den Klienten auf ihre ganz individuelle Entdeckungsreise zur Bewusstseinsentwicklung und Potenzialentfaltung zu gehen.

Selbsterkenntnis und Selbstverwirklichung führen im besten Falle zu Weisheit. Wir erfahren, welche Programme des Lebens reif entwickelt sind und mit welchen Talenten andere Programme gestärkt werden können, damit neues Wissen und individuelle Erkenntnis zu gelebtem Wissen, zur Gewissheit werden.

Horst Krohnes Maxime ist: Für den Einzelnen kann das volle, umfassende Potenzial erst freigesetzt und ge-/erlebt werden, wenn zuvor die eigene bewusste Erkenntnis über Lebensaufgaben eingesetzt hat, um über das Individuelle hinaus kreativ und sinnvoll im Kollektiven an der Schöpfung mitwirken zu können.

Er beschreibt deutlich, dass der Klient gefordert ist, seine Einstellungen zu seinen Themen zu erkennen und zu ändern. Der Heiler seinerseits geht auf Spurensuche, um den Verursacher, den Schwerpunkt des Problems zu erhellen, sich einzufühlen und für den Klienten verständlich darzustellen. Gepaart mit geistiger Informationsübertragung wird die Bewusstseinserweiterung des Klienten forciert.

Horst Krohnes Aufforderung lautet: Bitte übt, testet, stellt euch und euren Klienten die richtigen, nämlich wesentlichen Fragen und prüft alle Energiefelder des Menschen und deckt Widersprüche im Ausdruck und Verhalten in Bezug zu den zwölf Programmen auf.

Seit Dezember 2016 arbeiten wir in unseren Seminaren, Heilkreisen und mit unseren Klienten auch in Richtung der zwölf Programme, wenn es angezeigt erscheint. Wir sind stets wieder und zunehmend positiv überrascht, welche bemerkenswerten Möglichkeiten der Weiterentwicklung sich für die Klienten eröffnen.

Horst Krohne schreibt dazu Folgendes: »Die zwölf Programme bieten uns einen guten Zugang zu unseren Werten und Vorstellungen. Wenn es uns gelingt, unsere Vorstellungen in die richtige Richtung zu verändern, werden wir unser Bewusstsein anheben und die gleichen Fehler nicht noch einmal machen.«

Neben unseren ganz privaten Veränderungen haben sich erneut wundervolle Fenster in unserer Heilarbeit geöffnet. Beratungen und Informationsübertragungen auf den Ebenen Körper-Seele-Geist sind erfüllender und umfassender geworden. Nachdem wir die Sicht auf, die Analyse und Wirkung der zwölf Programme an uns gespürt und erfahren haben, betrachten wir die um die zwölf Programme des Bewusstseins erweiterten geistigen Heilweisen für Heiler als wegweisend und zukunftsorientiert.

Für Therapeuten anderer Herangehensweisen mögen die zwölf Programme des Bewusstseins ein ungewöhnlich neuartiges Gedankenmodell sein und als Inspiration ihrer eigenen Behandlungskonzepte dienen.

Wir sagen dir, lieber Horst, herzlichen Dank dafür und auch dafür, dass die Dozenten der *Schule der Geistheilung nach Horst Krohne*® das Wissen in deinem Sinne zum Wohl ihrer Klienten und künftigen Seminarteilnehmer studieren, erproben und weitertragen dürfen.

Dresden, Januar 2018

Silke und Volker Finger

Einleitung

Viele Menschen glauben, alles sei Schicksal. Sie können sich nicht vorstellen, dass es den freien Willen gibt. Das sind Menschen, die sich bemühen, aber nichts erreichen. Andere wiederum haben einen gewissen Erfolg und sehen das Ergebnis ihrer Arbeit darin begründet, dass es den freien Willen gibt. Einige gehen sogar soweit, Schicksal als Aberglaube zu bezeichnen. Auch gibt es Menschen, die meinen, der freie Wille sei nur ein Konzept des Schicksals, das ihnen einen gewissen Freiraum innerhalb dessen gibt, was vorbestimmt ist.

Egal welche Meinung, welchen Glauben wir hierzu haben, unsere Einstellung hat einen besonderen Einfluss auf unser Leben. Glauben wir an einen festgeschriebenen Plan und daran, dass alles aufgrund dieses Plans geschieht, dann sind wir unserer kreativen Freiheit beraubt. Warum sollen wir uns noch bemühen, wenn sowieso schon alles feststeht?

Bringt uns der Glaube an den freien Willen weiter? In einem gewissen Rahmen schon, aber jede Übertreibung führt dazu, dass uns Grenzen gesetzt werden – und futsch ist der freie Wille. Wenn uns etwas widerfährt, das nicht Schicksal ist, sondern aus dem menschlichen Handeln geboren zum Schicksal wird ... Wer bestimmt dann, was Schicksal ist?

Wenn wir davon ausgehen, dass es sowohl Schicksal als auch den freien Willen gibt, werden wir erkennen, dass unsere Freiheit begrenzt ist. Demnach wäre es richtig und wichtig, die uns gesetzten Grenzen zu kennen. Besonders als Heiler sollten wir unsere Grenzen beachten, ebenso wie die unserer Klienten. Genauso wichtig ist es, dass wir unseren Freiraum, die Bandbreite unserer Kreativität ausloten. Das ist besonders dann wichtig, wenn wir kreativ sind und unser Bewusstsein ständig erweitern, also lernen. Dann nämlich fallen Grenzen, und der Freiraum unserer Existenz wird größer. Doch wer setzt die Grenzen? Ist es Gott? Oder ist es der Mensch beziehungsweise seine Seele, die den Rahmen setzt? Wer ist für das menschliche Wohl verantwortlich? Wer bestimmt über Glück und Leid, über Krankheit und Heilung? Diese Fragen stellen sich besonders dann, wenn alle unter gleichen Umständen leben und doch sehr unterschiedliche Erfahrungen machen. Wir können auch noch anders fragen: Werden unsere Lebensbedingungen von der Vergangenheit oder Gegenwart bestimmt, oder ist alles doch nur Zufall? Eine Antwort darauf kann uns einzig der geben, der den Sinn des Lebens kennt. Doch wer außer Gott kennt den Lebenssinn?

Wir als Heiler haben nur sehr begrenzte Möglichkeiten, diese Fragen durch unser Heilen zu beantworten – und zwar indem wir erkennen, was für einen Klienten sinnlos ist und was Sinn macht und Heilung bringt. Wir können Gott in seiner Heiligkeit lediglich im Gebet erfahren und den Sinn des Lebens nur in tiefer meditativer Entspannung. Heilung geschieht dann, wenn wir etwas getan haben, was Sinn macht.

Gehen Sie bei der Vorbereitung zum Heilen in die Tiefe. Ergründen Sie, was Sinn macht und was nicht. Nehmen Sie Anteil durch Einfühlen. Finden Sie heraus, was den Lebenssinn fördert und woran der Klient arbeiten muss. Bieten Sie den Heilungssuchenden etwas Sinnvolles, denn schicksalhaftes Erleben entsteht nur durch das Sinnlose.

Wenn das Sinnlose aufgehoben wird, entstehen wundersame Heilungen. Als wundersame Heilungen bezeichne ich psychische und physische Genesungsprozesse, die nicht in das Schema der Naturwissenschaften passen. Und für entsprechende Erklärungsversuche reichen die bis heute bekannten Naturgesetze auch einfach nicht aus. Es bleibt also nicht viel anderes übrig, als von Wundern zu sprechen oder vom göttlichen Willen. Für Vermutungen wie beispielsweise die, dass Geistiges Heilen aus einer anderen Dimension oder dem Jenseits kommt, gibt es keine Beweise. Es bleiben Vermutungen.

Oder ist doch etwas dran an der Annahme, dass wir Menschen mit diesen Dimensionen verbunden oder sogar ein Teil davon sind? Nun, in meinen Jahren als Geistheiler habe ich mir nicht nur Gedanken über mein Wirken gemacht, sondern auch ganz bewusst Kontakt mit anderen Dimensionen gesucht und in Form von medialen Durchsagen Hilfe bekommen. Auch darüber werde ich in den folgenden Kapiteln berichten.

Basierend auf meiner Tätigkeit als Geistheiler, meinen entsprechenden Erfahrungen und Beobachtungen, eignete ich mir im Laufe der Jahre eine aus der Praxis kommende Betrachtungsweise an, die mir immer eine gewisse Sicherheit gab, wenn ich angesichts von Spontanheilungen ins Grübeln kam. Ich entwickelte für mich ein Raster, ein Modell, um unerklärliche Phänomene einzuordnen. Dazu verwende ich ein an Zahlen gebundenes System, das auch einen Zugang zu den physikalischen Gesetzen bietet und einen Vergleich mit den bekannten Erscheinungsformen der Natur erlaubt.

Lassen Sie mich Ihnen das entsprechende Modell doch kurz einmal vorstellen:

Die Zahl 1 steht für die Einheit Gottes, das kosmische Bewusstsein, den Weltengeist, das ewige Jetzt, das nicht Teilbare, das einzig Wahre, das Alleinige.

Die Zahl 2 steht für die aus der Einheit Gottes erschaffene Welt der Gegensätze, die Polarität. Zu diesen Gegensatzpaaren gehören unter anderem das Diesseitige und das Jenseitige, das Physische und das Geistige.

Die Zahl 3 steht für die Manifestation des Lebens in der Materie, in der Welt der Gegensätze, durch Körper, Seele und Geist. Dazu gehören das Bewusste, das Unbewusste und das Überbewusste sowie Vergangenheit, Gegenwart und Zukunft. Diese Trinität manifestiert sich durch das seelische Bewusstsein in der bipolaren Weltordnung, erschaffen durch den Geist aus der Einheit der Schöpfung und durch die Seele als Vermittler zwischen Geist und Körper.

Die Zahl 4 steht für das physische Universum und beschreibt die Welt der Erscheinungsformen in ihren Grundstrukturen. Dazu gehören unter anderem das Raum-Zeit-Kontinuum, also Länge, Breite, Höhe und die Zeit, sowie die vier Elemente Feuer, Wasser, Erde und Luft, die vier Aggregatszustände der Materie, nämlich das Feste, das Flüssige, das Gasförmige und das Plasma, die vier Himmelsrichtungen, die vier Jahreszeiten, die vier Tageszeiten und die vier Temperamente.

Aus den Zahlen 1, 2, 3, 4 leiten sich noch weitere Zahlen ab, besonders die 7 und die 12. Können wir aus den ersten vier Zahlen eine Erklärung für bisher unerklärliche Heilvorgänge ableiten? Versuchen wir es:

Aus der Einheit Gottes (1) entsteht die bipolare Welt der Erscheinungsformen, das physische Universum (2). Weil die Einheit Gottes nicht geteilt werden kann, ist Gott immer in seiner ganzen Schöpfung präsent, in der Materie wie im Geist, im Diesseitigen wie im Jenseitigen. Das ganze Leben ist bipolar und wird vom Geist Gottes getragen. Dafür, dass sich das Leben, das aus dem Geist Gottes kommt, in der Materie verwirklichen kann, sorgt die Vermittlung durch die Seele (3). Somit ist die ganze

Welt beseelt. Auch unsere menschliche Seele ist ein Vermittler zwischen dem Geist Gottes und unserem physischen Körper. Über diese Beseelung der Welt steht die physische Welt (4) in einen ständigen Informationsaustausch mit dem Geist. Auch wir Menschen sind über das Unbewusste, unsere Seele ständig mit dem Geist verbunden. Diese Verbundenheit ist den meisten Menschen allerdings nicht bewusst. Nur wenn sich die außersinnliche Wahrnehmung einer Person bis hin zur Medialität entwickelt, hat sie die Möglichkeit, das kosmische Bewusstsein, den Geist wahrzunehmen und mit ihm zusammenzuarbeiten.

Es gibt Menschen, die übersinnliche Fähigkeiten besitzen. Wenn sie diese mit bewussten Erfahrungen verknüpfen können, sollte alles darangesetzt werden, die so gewonnenen Erkenntnisse zum Wohle anderer einzusetzen. Die Intuition, die ja Ähnlichkeit mit der Medialität hat, wird als Erfindergabe – etwa unter dem Namen Inspiration – bereits allgemein akzeptiert und genutzt. Warum nicht auch in der Heilung?

Die Schwierigkeit, geistige Botschaften anzunehmen, liegt darin, dass das Akzeptieren von Informationen, die uns und unser Leben betreffen und auch unser Bewusstsein unseren Intellekt einbeziehen, mehr Überwindung braucht als das Annehmen einer technischen Erfindung. Eine technische Erfindung, die jemand gemacht hat, weil er auf seine Intuition gehört hat, ist letztlich mit den Naturgesetzen erklärbar, was bei einer Heilung durch den Geist selten gelingt, denn biologische Abläufe sind in Selbstregulierungsprozesse eingebunden, die zum größten Teil unsichtbar ablaufen. Das macht es so schwer, eine durch medial-übersinnliche Botschaften bewirkte Heilung zu akzeptieren, denn sie ist nach dem heutigen Stand der Wissenschaft nicht erklärbar. Wir können ja noch nicht einmal erklären, was Leben ist und was Bewusstsein.

Weil nicht jeder einen Zugang zum Geist hat, wird diese Verbindung nur von sehr wenigen verstanden und genutzt. Für mediale Heiler ist sie jedoch eine Selbstverständlichkeit. Das gilt auch für die Menschen, die einmal in den Genuss einer Heilung durch Botschaften aus dieser uns noch so fremden Dimension kamen.

Im vorliegenden Buch versuche ich, anhand meiner Erfahrungen als Geistheiler und der neu entwickelten zwölf Programme des Bewusstseins darzulegen, welche Möglichkeiten man über eine Verbindung zwischen dem Geist und unserem Tagesbewusstsein oder unserem Intellekt hat, wenn sich die Tür zum Jenseitigen öffnet.

In diesem Sinne,

Horst Krohne

1 Geistige Verbindungen

Als Geistheiler habe ich viele Erfahrungen mit Botschaften aus dem Jenseitigen gesammelt, die zum Wohle anderer genutzt werden konnten. Nicht immer kamen sie aus dem Dialog mit meinem geistigen Freund Oskar. Viele dieser Botschaften waren nur ganz kurze Informationen, Hinweise, Bilder oder einzelne Worte, Puzzleteile, die es zu einem Ganzen zusammenzusetzen galt. Dass es meistens nur zu kurzen Hinweisen kommt, liegt wohl daran, dass ich bei meinen ersten Sprechkontakten zum Jenseitigen von meinem Lehrer gesagt bekam: »Wenn du mit der geistigen Welt in Kontakt kommst, lass dir nichts vorsagen. Bitte nur um Hinweise und entwickle dann aus diesen Botschaften, zusammen mit deinem Wissen und deinen Erfahrungen, ein neues Bewusstsein. Behalte die neuen Erkenntnisse nicht für dich, sondern strebe immer danach, das so gewonnene neue Bewusstsein zum Wohl anderer einzusetzen.«

Diesen Hinweis nahm ich sehr ernst, und so entwickelte sich bald ein Bild aus diesseitigen und jenseitigen Eindrücken auf der Basis meines Grundanliegens:

Ich möchte wissen, um zu helfen.

Die Reise in ein erweitertes Bewusstsein geht für mich immer weiter. Obwohl ich in meinen Büchern schon viele nutzbare Erkenntnisse beschrieben habe, ist noch lange nicht alles gesagt. Ich glaube, dass das, was ich die neue Sicht der Geistheilung nenne, erst der Anfang einer heilsamen Entwicklung ist. Es zeigt sich weltweit, dass sich immer mehr Menschen, befreit von religiösem Dogmen, über unser Woher und Wohin Gedanken machen und außerhalb der Schulmedizin erfolgreiche Methoden der Heilung entwickeln.

Auf meiner Suche nach neuen Erkenntnissen werde ich mich diesem Buch vor allem mit der Frage beschäftigen: Was ist bei einer Therapie und natürlich auch beim bioenergetisch-geistigen Heilen sinnvoll und was ist sinnlos? Immer getreu dem Satz: Wenn du es schon immer so gemacht hast und es hat nicht geholfen, dann ist es falsch und damit sinnlos. Wobei schon diese Aussage wieder einen Sinn ergibt.

Damit, dass ich in diesem Buch versuche, den Sinn notwendiger Heilbehandlungen zu ergründen, behaupte ich nicht, den Sinn des Lebens zu kennen. Es geht mir nur darum, den tieferen Sinn von Erkrankungen zu beschreiben und eine sinnvolle Therapie zu finden. Dabei gehe ich nur von der bioenergetischen und höheren geistigen Betrachtungsweise aus. Meine Erfahrungen als Geistheiler haben mir gezeigt, wie wichtig es ist, das Mentale und das Emotionale sowie das seelisch-geistige Potenzial des Klienten in seine Behandlung einzubeziehen.

Tauchen wir nun ein in die Welt des geistig-medialen Heilens.

Während einer Behandlung hatte ich guten Kontakt zu meinem geistigen Freund Oskar und es ergab sich ein Dialog aus meiner Frage: »Sprichst du zu mir aus einer andern Dimension, oder wie soll ich mir deine Ebene vorstellen?«

»Dimension ist nach eurem Sprachgebrauch nicht zutreffend. Nenne es eine multiple Bewusstseinsebene.«

»Kannst du mir das etwas genauer beschreiben? Was ist eine multiple Bewusstseinsebene?«

»Meine Wahrnehmung ist mit anderen Informationen verbunden, die du nicht wahrnehmen kannst. Du bist auf deine fünf Sinne angewiesen, sie sind perfekt an deine Welt mit ihren Erscheinungsformen angepasst. Ich habe keine Sinnesorgane. Ich bin direkt in ein umfassendes Informationsnetz eingebunden.«

»Kann ich das so verstehen: Meine Wahrnehmung wird über meine fünf Sinne gebildet, und auf der Grundlage meiner Lebenserfahrung entwickle ich daraus ein Bild meiner Umwelt. Du dagegen bekommst gleich das perfekte Bild.«

»Einfach ausgedrückt kann man es so sagen, doch meine Wahrnehmung ist noch viel umfangreicher. Wie ich dir schon mehrmals sagte, gibt es die Zeit, wie ihr sie versteht, für mich nicht. Was ich wahrnehmen möchte, egal wann und wo, ist mir sofort als Ganzes bewusst.«

»Darf ich noch eine weitere, etwas fantastische Frage stellen?«

»Nur zu.«

»Wenn ich deine Welt der Wahrnehmung erfassen würde, wie kann ich sie mir vorstellen?«

»Genau so, wie du deine Welt siehst. Du kannst gar nicht anders. Alle deine Vorstellungen sind immer an deine Erfahrung aus deiner Welt gebunden. Du hast keine Möglichkeit, meine multiple Welt mit deiner Wahrnehmung zu erfassen.«

»Schade, ich dachte durch deine Information lerne ich deine Welt verstehen.«

»Das machen wir doch schon seit längerer Zeit. Unser Informationsaustausch hat sich doch laufend verbessert. Abgesehen davon, dass wir nonverbale Gespräche führen, sind wir doch jetzt schon wie Freunde, über Gefühle verbunden. Erkenne bitte, dass du auf deinem Weg in die Multidimensionalität noch ganz am Anfang stehst. Noch bist du ein Lernender, lernst außersinnliche Wahrnehmung. Erst wenn du sie vollkommener beherrscht, kommt der nächste Schritt.«

»Das Erfassen und Wahrnehmen des Übersinnlichen, das multiple Bewusstsein.«

»Genau.«

»Kannst du mir dabei helfen?«

»Nein, denn du musst erst das Vergessen erlernen. Und dazu gehört, dass du die Raum-Zeit-Illusion in deinem Bewusstsein überwindest.«

»Darüber hatten wir schon einmal gesprochen. Damit meinst du doch das, was wir Astral- oder Seelenreisen nennen?«

»Ja das meine ich. Denke über unser damaliges Gespräch nach. Dann wirst du erkennen, welche Aufgaben in deiner Entwicklung noch auf dich warten.«

Dieser Hinweis führte dazu, dass ich mich dankend verabschiedete und sofort in meinen Aufzeichnungen nach jenem Gespräch suchte. Wir hatten damals über den gravierenden Unterschied zwischen unserer wortgebundenen Sprache, die Zeit benötigt um etwas zu beschreiben, und das ganzheitliche Erfassen im Zeitlosen, im ewigen Jetzt, gesprochen. Damals hatte Oskar gesagt: »Wenn du den Inhalt eines Buches erfassen möchtest, brauchst du dafür Zeit. Wenn ich dasselbe Buch erfassen möchte, tauche ich in das Bewusstsein des Autors ein und nehme ohne Zeitverzögerung alles wahr, was dieser mit großem Zeitaufwand erdacht und geschrieben hat. Mehr noch, ich kann sofort auch kritische oder bestätigende Anmerkungen dazu und Stimmen wahrnehmen.«

Ein anderes Mal sagte Oskar über meine und seine Wahrnehmung: »In eurem Sprachgebrauch sagt ihr: Ein Bild sagt mehr als tausend Worte. Steigern wir das einmal. Ein farbiges Bild sagt mehr als zehntausend Worte. Ein bewegtes, farbiges Bild bringt es vielleicht auf mehr als hunderttausend Worte. Wir können das noch weiter multiplizieren, indem wir auch eure anderen Sinne, also Hören, Fühlen, Schmecken und Riechen hinzunehmen. Je mehr Sinneseindrücke hinzukommen, desto mehr Zeit und Worte braucht ihr, um sie zu beschreiben. Wir in unserer Welt haben im wahrsten Sinne keine Zeit, deshalb »sprechen« wir in Bildern oder in ganzen Bildkaskaden und können so ganz spontan Informationen austauschen, für die ihr Wochen oder sogar Jahre benötigen würdet.«

Noch ein anderes Mal sagte Oskar: »Die einzige Möglichkeit, Raum und Zeit zu überwinden, besteht für euch darin, mit dem seelischen Bewusstsein den Verbund von Körper Seele und Geist zu verlassen.« Er meinte damit das Astralwandern oder die Seelenreise. Anders als das ganz im Körper und in zeitlichen Abläufen gefangene Tagesbewusstsein ist das seelische Bewusstsein außerkörperlich und zeitlos. Ist der seelische Teil des Bewusstseins während einer Seelen- oder Astralreise vom Tagesbewusstsein getrennt, löst sich auch auf eurer Wahrnehmungsebene die Raumzeitstruktur auf.

Meine Erfahrungen mit Astral- oder Seelenreisen beschränken sich auf körperlose Reisen zu Menschen in Not, also eine besondere Art der Fernheilung. Oskar sagte mir zwar: »Nur wenn du dein Körper- oder Tagesbewusstsein zurücklässt und mit deiner Seele in die zeitlose geistige Welt reist, hättest du die Möglichkeit, eine ähnliche Sichtweise zu erlangen wie ich.« Mir ist aber dennoch nur ein Versuch in diese Richtung geglückt. Die Eindrücke, die ich aus der Raum- und Zeitlosigkeit mitbrachte, waren so verwirrend, chaotisch und gleichzeitig unbeschreibbar, dass sie kein Verlangen nach weiteren Ausflügen in die hören Sphären in mir auslösten. Es gibt in diesem Zustand kein Oben und Unten, kein Rechts und Links, kein Vorn und Hinten, kein Gestern und Morgen und keine Schwerkraft. Alles ist gleichzeitig vorhanden und nicht vorhanden, und das kann unser irdisches Bewusstsein nicht verkraften.

Anders und auch nutzbringend sind körperlose Reisen innerhalb unserer physischen Welt. Hier ein Beispiel:

Es war schon spät abends. Wir, die Kursteilnehmer und ich, saßen fröhlich zusammen und feierten den für alle erfolgreichen Abschluss eines Heilerseminas in meinem Zentrum und Gästehaus auf Teneriffa, als ich einen Anruf aus Deutschland erhielt. Eine ehemalige Schülerin rief mich an und bat für eine Freundin um Hilfe. Die Freundin lag mit einem schweren Bandscheibenvorfall in einem Krankenhaus. Sie sollte am nächsten Tag operiert werden. Doch sie hatte panische Angst vor dieser Operation und deshalb ihre Freundin, die ja als Heilerin ausgebildet war, um Hilfe gebeten. Weil diese aber nichts ausrichten konnte, landete der Hilferuf bei mir.

Mein erster Gedanke war: Wir Kursteilnehmer schließen uns mental zusammen und schicken ihr eine geballte Ladung Heilenergie. Doch ich verwarf diese Möglichkeit schnell, denn wir hatten fast alle ein bis zwei Gläser Wein getrunken. Das schien mir angesichts dieses schwierigen Falles dann doch ein wenig zu riskant. Eine Stunde später, die Runde war längst aufgehoben, befasste ich mich mit der Kranken. Ihr Name und ihr Aufenthaltsort waren mir genannt worden, und ich machte mich daran, allein eine mentale Fernheilung an ihr vornehmen. Wie in allen schwierigen Fällen nahm ich meditativen Kontakt zu meinem geistigen Führer auf und sagte dann wie immer: »Ich möchte wissen um zu helfen.« Oskars Botschaft kam sofort: »Geh bitte außerkörperlich zu ihr und operiere sie astral. Wir werden dir dabei helfen.«

Ich begab mich also in eine Meditation mit der Absicht, mit Teilen meines Bewusstseins meinen Körper zu verlassen. Als ich die Plateauebene erreicht hatte, von der aus ich mich in die verschiedenen Bewusstseinszustände hineinbewegen kann, wünschte ich mir, bei der Kranken zu sein. Im selben Augenblick war ich in ihrem Krankenzimmer und nahm, wie schon oft in ähnlichen Fällen, Kontakt mit ihrem Körperbewusstsein auf. Jetzt spürte ich ihre Not und den Schmerz sowie andere

Gedanken und Empfindungen. In diesem körperlosen Zustand sehe ich die energetischen Strukturen der Person dreidimensional und durchsichtig und werde gleichzeitig von meinem Helfer auf die Stellen aufmerksam gemacht, die ein Defizit oder andere Abweichungen vom Normalen aufweisen. Bei dieser Person erkannte ich unnatürliche Auswölbungen zwischen dem zweiten und dritten Lendenwirbel.

Mir wurde nun empfohlen, die Bandscheibe mit meinen körperlosen Fingern zurückzudrücken und wieder in ihre normale Form zu bringen. Bei dieser Arbeit am Energiekörper des Kranken werden meine Hände über mein Bewusstsein von meinem Geistführer geführt, der auch den Grad der Korrektur bestimmt. Ich betone ausdrücklich, dass mein Können und Wissen niemals so etwas bewirken kann und ich in diesem Zustand nur Werkzeug und Kanal bin.

Nachdem alles wie empfohlen geschehen war, schlief ich ein. Am nächsten Morgen rief mich die Freundin der Klientin an und berichtete, diese habe das Krankenhaus beschwerdefrei verlassen und sogar ihren Koffer selber getragen. Den Ärzten sei unverständlich gewesen, wie sich der Bandscheibenvorfall über Nacht habe zurückbilden können. So viel zum Nutzen von Astralreisen für die Heilung.

Wie schon sagte, will ich mich selbst nicht mehr auf die Astralebene meines Geistführers begeben, nutzte aber jede Gelegenheit, um im Gespräch mit Oskar mehr über seine Bewusstseinsebenen zu erfahren. Während einer Heilung ergab sich eine solche Gelegenheit und ich stellte folgende Frage: »Wie siehst du mit deinem Bewusstsein unsere Welt, zum Beispiel den Körper eines Kranken, und wie gelingt es dir, so treffsichere Diagnosen zu stellen?«

»Ich sehe den Körper eines Kranken nicht. Was ich wahrnehme ist das Bemühen seiner Seele und wie sie mit den fehlgeleiteten, disharmonischen Programmen der Lebenssteuerung umgeht. Daraus kann ich dann schließen, ob ihr Bemühen Erfolg hat oder warum nicht. Übrigens stelle ich keine Diagnosen, die Diagnosen stellst du.«

»Und wer sagt mir, mach das so, unternimm dies, empfehle jenes, obwohl ich analytisch gar nicht denke?«

»Das sind wir beide. Ich nehme deine Bemühungen bei der Betrachtung des Kranken wahr, doch ich sehe nicht das Körperliche wie du, sondern dein Bemühen im bewussten und im seelischen Bereich. Ich sehe, wie du versuchst, die Funktionsstörungen und damit die Krankheit zu erkennen.«

»Kann ich daraus schließen, dass eine schulmedizinische, also auf den Körper bezogene Diagnose dir gar nichts nützt, wenn ich sie dir gedanklich übermittle?«

»Sie kann mir nichts bringen, denn ich sehe die Materie, wie du sie nicht siehst. Meine Bemühungen gehen dahin, die von der Schöpfung erstellten Programme, mit denen das Leben in der materiellen Welt wirkt, zu überwachen und zu unterstützen und eventuell notwendige Änderungen der Lebensbedingungen weiterzuleiten.«

»Verstehe ich das richtig, du leitest die veränderten Lebensbedingungen weiter und diese werden dann bei der Regulierung der entgleisten Lebensprogramme berücksichtigt? Und in einem anderen Zusammenhang sprachst du von Anpassung, die wichtiger sei als Heilung. Kann ich das so verstehen, dass die Schöpfung ihre Lebenserhaltungs- und Lebenserschaffungsprogramme ständig anpasst?«

»Ja, die Beseelung der Welt ist auch für den Kreislauf der Selbstregulation im Schöpfungsprozess verantwortlich. Wenn wir gemeinsam an einem kranken Wesen arbeiten, nutzen wir diesen Kreislauf und passen die Programme in einem erlaubten Maße an die Gegebenheiten an. Ohne diese Anpassung ist Heilung kaum möglich und natürlich auch keine Evolution, wie ihr es nennt.«

Solche Durchsagen werfen für mich immer wieder neue Fragen auf. Was sind das für Programme und wie können wir sie verstehen und nutzen? Aus unserer Perspektive können wir Körperfunktionen wie die Tätigkeit des Nervensystems, den Kreislauf, die Entgiftung, die Zellregeneration und viele mehr als Programme ansehen. Selbst in Zusammenhang mit der DNS wird von einem Reparaturprogramm gesprochen. Ich glaube allerdings, dass die von Oskar erwähnten Programme etwas anderes sind als körperbezogene Programme oder Funktionen. Meiner Erfahrung nach können die Programme, die er nutzt, in alle unsere Lebenserhaltungs- und Steuerungssysteme eingreifen und sogar chemische und energetische Gesetzmäßigkeiten verändern. Wenn ein Geistheiler durch geistige Vermittlung ein Wunder, eine nicht erklärbare Heilung erwirkt, dann kann das nur mit geistigen Programmen erklärt werden. Es kann auch als Mitwirken im Schöpfungsprozess verstanden werden, denn einmal, als eine angeborene Krankheit geheilt wurde und ich nachfragte, wie diese Heilung zustande gekommen sei, erklärte Oskar:

»Ich habe die für diese Krankheit verantwortliche Vererbung korrigiert.«

»Hast du die Gene korrigiert?«, fragte ich nach.

»Ja, die Programmierung, die für die Fehlentwicklung der Programme verantwortlich war.«

»Kannst du mir verständlich erklären, wie das geht?«, fragte ich.

Dann gab er eine längere Erklärung und antwortete auf Zwischenfragen von mir. So viel habe ich verstanden: Die geistigen Einwirkungen haben die elektromagnetischen Ladungen im Erbmaterial so verändert, dass die für die Fehlentwicklung verantwortlichen Gene wieder in die vom Leben gewünschte Programmgestaltung eingebracht werden konnten. Immer wieder erwähnte Oskar Programme, die ich damals noch nicht einordnen konnte. Je mehr Durchsagen ich von ihm erhielt, umso mehr Fragen wurden aufgeworfen. Um weitere Antworten besser verstehen zu können, nahm ich mir vor, Fragen nur dann zu stellen, wenn bei einem Heilvorgang etwas geschieht, das auf den Einsatz seiner Programme hindeutet. Eine Gelegenheit dazu bekam ich bei der folgenden Heilbehandlung.

Der Klient war zwischen 50 und 60 Jahre alt und konnte seinen linken Arm nicht mehr heben. Er hatte einen schweren Berufsunfall mit beträchtlichen Schulterverletzungen erlitten. Nach ärztlicher Diagnose war in der Schulter der größte Teil der Nerven, die für die Armbewegung gebraucht werden, unwiederbringlich zerstört. Selbst mehrere Wochen in der Rehaklinik hatten keine Besserung gebracht. Die Eindrücke, die ich im Gespräch mit dem Klienten über sein Arm-Schulter-Problem gewonnen hatte, sowie meine energetischen Einfühlungen sagten mir, dass die schulmedizinische Diagnose richtig war. Wichtige Nerven waren durchtrennt. Ich sah, wenn überhaupt, nur eine einzige Möglichkeit der Regulierung, nämlich die durch meinen Geistführer. Bevor ich um Hilfe bat, machte ich mir Gedanken darüber, wie der Klient die schlechte Nachricht aufnehmen würde, falls Oskar ablehnen würde und ich ihm sagen musste, dass ich ihm auch nicht helfen kann. Doch Oskar bot sich an.

»Bringe deine Hände in einen Heilmodus und behandle seine Schulter. Versenke dich in seine Schultermuskulatur. Wir müssen als Erstes verkümmerte Muskeln aktivieren. Lass grünes Licht aus deinen Händen in seine Schulter fließen.

Etwa drei Minuten lang lagen meine Hände auf den Schultern des Klienten. Da spürte ich ein Pulsieren in seiner Schulter und empfand gleichzeitig innere Freude. Dieses freudige Mitgefühl entsteht immer dann, wenn geistige Heilenergie wirksam wird. Aus Erfahrung wusste ich, dass diese Heilenergie zum Erfolg führen würde, weil es in der Behandlung gelungen war, das seelische und körperliche Bewusstsein des Empfängers aufnahmebereit zu stimmen. Nur wenn ich die Heilenergie spüre, kann sie auch nutzbringend wirken, weil die Heilung dann von keiner Aufnahmesperre verhindert wird. Ich war also gespannt, welchen Weg Oskar einschlagen und welche Aufgabe mir zufallen würde. Nur wenig später meldete sich Oskar und bat mich, mein Herzchakra zu öffnen und alle Gedanken und Überlegungen zu eventuellen Heilmöglichkeiten einzustellen. Das tat ich und Oskar sagte:

»Ich sende dir jetzt Bilder. Schau nur zu, entwickle keine Wünsche und halte dein Herzchakra geöffnet.«

Solche Aufforderungen bekomme ich immer dann, wenn Oskar am Energiekörper wirkt oder Strukturen mit Geistchirugie verändert. Die Bilder, die dann vor meinem inneren Auge entstehen, sind dreidimensional durchscheinend und zeigen ungefähre anatomische Umrisse. Einige Strukturen können aber auch vergrößert und betont hervorgehoben erscheinen. In diesem Fall sah ich die Haut und das Muskelgewebe der Schulter in blassgrüner Farbe, die Knochen etwas dunkler. Dann tauchten, aus der Wirbelsäule kommend, feine, violett glänzende Fäden in diesem Bild auf. Es sah aus, als suchten sich diese violetten Fäden Wege. Wie violette Lichterscheinungen zuckten sie nach rechts und links, mal tiefer, mal höher. Dabei strebten sie in Richtung Oberarm. Nach einigen Minuten hörten diese Bewegungen auf und Oskar sagte:

»Jetzt bist du gefordert. Wir müssen die Bewegungsunfähigkeit aus seiner Erinnerung löschen. Bitte erkläre ihm folgendes: Er soll sich mit geschlossenen Augen in einem Spiegel sehen und dann mit dem gesunden Arm den gelähmten Arm hoch über den Kopf heben. Bitte alles nur in Gedanken, in der Vorstellung. Jetzt legst du deine Hände rechts und links an seinen Kopf. Denke dabei den Satz: *Ich heile einen anderen mit positiven Gedanken, mit Liebe und Berührung.* Dann soll er, während er sich immer noch in dem imaginären Spiegel sieht, beide hoch erhobenen Arme langsam nach unten sinken lassen. Sage ihm nun: ›Deine Arme sind wieder gesund und voll beweglich.‹ Denke nochmals den Heilsatz. Bitte ihn dann, er möge nun mehrmals in Gedanken beide Arme nach oben heben und wieder sinken lassen, also viele Bewegungen ausführen. Danach soll er die Augen öffnen und das, was er in seiner Vorstellung im Spiegelbild gesehen hat, bewusst ausführen.«

Als er die Augen wieder geöffnet hatte, fragte ich: »Haben Sie sich im Spiegel sehen können?« Als er ja sagte, bat ich ihn, seine Arme so zu heben, wie er es in der Imagination gesehen hatte. Er schaute mich ungläubig an. Ich musste ihn nochmals etwas energischer bitten, die Bewegungen auszuführen. Und sie gelang. Der Klient konnte den Arm zwar nicht ganz mühelos bewegen, aber er konnte wieder alle Bewegungen ausführen.

Nachdem ich Zeuge dieses kleinen Wunders geworden war und mich von dem Klienten verabschiedet hatte, ging ich in Meditation und suchte Kontakt zu Oskar. Ich hatte Glück, denn Oskar war bereit, mir Fragen zu beantworten. Meine erste Frage war: »Als ich die Hände auf seine Schulter legte und mir grünes Licht vorstellen sollte, was hast du da getan?«

»Mithilfe deiner Energie oder, genauer gesagt, des Energiestroms aus deinen Händen modellierte ich nach dem geistigen Bauplan des Klienten wieder ein vollkommenes Schulterprogramm und legte es über die durch den Unfall geschädigten Strukturen.«

»Hättest du das auch ohne meine Hilfe vollbringen können?«

»Grundsätzlich ja, aber mit deiner Hilfe geht es leichter, und du bist in der Ausbildung und willst doch lernen.«

»Der zweite Vorgang, bei dem ich dein Wirken ohne Handauflegen und nur mit geöffneten Herzchakra unterstützt habe, was war dabei anders?«

»Meinst du die violetten Lichtfäden, die ich dir zum Betrachten sandte? Ich musste so vorgehen. Wir wollten doch eine spontane Heilung, und die war nur möglich, weil ich nervliche Nebenbahnen als Ersatz für die durch den Unfall zerstörten Nervenfasern fand und aktivierte. Deshalb konnte der Geschädigte auch sofort den Arm heben. Alle anderen Heilinformationen zur Stärkung von Muskeln, Sehnen und Bändern stimulierten nur die körpereigene Regeneration, und die braucht Zeit. Deshalb aktivierte ich noch intakte und nutzbare Nervenbahnen in der Schulter. Er kann jetzt seinen Arm wieder bewegen und Kraft in dem Maße aufbauen, wie sich das vorher inaktive Gewebe regenerieren beziehungsweise neu bilden kann.«

»Wenn ich über deine Erklärungen nachdenke, dann basiert der ganze Heilvorgang doch auf der dem Menschen innewohnenden Fähigkeit zur Selbstregulation. Sein geistiger Bauplan steht der Seele doch sicherlich zur Verfügung, und die Aktivierung alternativer Nervenfasern sollte über die Zellregeneration und mit Hilfe von gewebebildenden Kräften doch auch eigenständig möglich sein. Warum nicht in seinem Fall?«

»Dafür kann es verschiedene Gründe geben. Grundsätzlich sind die Unerfahrenheit der Seele, Manipulationen durch Dritte oder bestimmte Aussagen mehr oder weniger kompetenter Menschen dafür verantwortlich. Hier ein paar Beispiele: Es ist alles zu spät. Es gibt keine Hilfe mehr. Hier kann man nichts mehr machen. Oder sogar: Das ist eine Strafe Gottes. Es sind Programmierungen, welche die Selbsterhaltungsprogramme verändern. Du hast doch selbst über die einzelnen Chakren und deren Kommunikation in Erfahrung gebracht, über welche Fähigkeiten, den Körper zu erhalten und zu heilen, Menschen verfügen. Viele können das, was wir gemeinsam getan haben selbst, andere brauchen therapeutische Hilfe und bei wenigen hilft gar nichts.«

Leider ist das so und leider treffe ich immer wieder Menschen, die manipuliert wurden und aufgrund falscher Glaubenssätze mental jede Heilung negiert haben und sich damit einen langen Leidesprozess auferlegten. Schon oft habe ich nach einer Erklärung für dieses Verhalten gesucht und mich gefragt: Warum ist der Mensch so verführbar? Welchen Sinn hat das? Lernen wir nur durch Leid oder liegt gerade im Leiden der Sinn des Lebens? Erfolgreiche Heilungen sagen mir, dass es auch anders geht. Menschen können aus Krankheit und Not erlöst werden. Doch welcher Sinn hat es, dass einer leidet und der andere erlöst wird?

2 Was ist der Sinn des Lebens?

In Gesprächen taucht immer wieder die Frage nach dem Sinn des Lebens auf. Nun, ich glaube nicht, dass ich diese Frage ausreichend beantworten kann. Doch für einen Teilbereich des Lebens fand ich in Heilgesprächen Erklärungsansätze. Bei der Aufdeckung von Krankheitsverursachern und besonders angesichts der vielen ungelösten Konflikte, Dramen und Schockerlebnisse, die Menschen mit sich herumtrugen, zeichneten sich notwendige Lernaufgaben beziehungsweise Möglichkeiten zur Bewusstseinserweiterung ab. Eine umfassende Erlösung von Krankheit, Not und Pein konnte nur geschehen, wenn der Betroffene den Sinn seiner Probleme verstand, an sich arbeitete und neue Erkenntnisse sammelte. Es gibt natürlich auch Menschen, die dazu nicht in der Lage sind oder nicht glauben, dass sie eine große Verantwortung für ihr eigenes Leben tragen. Sie legen das, wofür sie selbst verantwortlich sind, in andere Hände und sagen: Bitte heile mich. Andere wiederum haben resigniert und werden chronisch krank.

Der Erfolg beim Geistigen Heilen, im Physischen, im Psychischen und auch im Psychosomatischen, hängt weitgehend von der Fähigkeit des Notleidenden ab, seine Einstellung zu seinen Problemen zu ändern. Hier spreche ich hauptsächlich von den Leidenden, die ihre Probleme trotz therapeutischer Hilfe nicht loswerden konnten, weil der Verursacher ihrer Probleme nie aufgedeckt wurde. Es geht dann beim Geistigen Heilen hauptsächlich darum, den Schwachpunkt aufzudecken, der zum Problem wurde, und den Sinn aufzuzeigen, der notwendig ist, um den Leidensdruck abzubauen.

Wir können es auch anders sagen: Wenn du es schon immer so gemacht hast und es dich nicht weitergebracht hat, dann ist es falsch, also sinnlos. Bei der überwiegenden Mehrzahl aller Menschen ist der Lebenssinn also in einem Unvermögen und der sich daraus ergebenden Stagnation der persönlichen Weiterentwicklung zu suchen. Wenn der Betreffende in einer schwierigen Situation festsitzt, entwicklungsmäßig auf der Stelle tritt und wenn zudem alle anderen Therapien erfolglos verlaufen sind, dann wird vieles in seinem Leben sinnlos. Oft auch das Bemühen eines Geistheilers.

Die tieferen Gründe für diese Sinnlosigkeit sind im Bewusstsein des Einzelnen zu suchen. Sie können sehr unterschiedlich sein und auf verschiedenen Verhaltensebenen liegen. Viel seltener als vermutet haben sie etwas mit dem Intellekt zu tun, den ich deshalb nur als Teilbewusstsein betrachte.

Am häufigsten fand ich die Notwendigkeit einer Weiterentwicklung in folgenden Bereichen:

Verbesserung der Liebesfähigkeit
Beherrschung der Gefühle, Abbau von Aggressionen
Entwicklung von Verantwortungsbewusstsein
Verbesserung der Charakterfestigkeit in Extremsituationen
Verbesserung der Anteilnahme am Schicksal anderer, soziales Empfinden
Wahre Erkenntnis eigener Stärken und Schwächen
Auflösung tief liegender Blockaden
Überwinden von Angst
Veränderung von Glaubenssätzen und Wünschen

Das Schicksal eines Menschen wird von seinen Verhaltensweisen geprägt. Anders ausgedrückt: Wir haben unsere spezifischen Programme, die unser Verhalten bestimmen. Programme? Das klingt zunächst sehr unangenehm, nach Fremdbestimmung oder unbewussten Programmierungen, die unser Verhalten und unsere Entscheidungen mitbestimmen. Doch das Leben kann ohne Programme nicht existieren. Diese Programme sind eine Art Hintergrundmusik, die ständig spielt und unseren Körper und große Teile des Bewusstseins erhält. Das Gute daran ist, dass wir Menschen teilweise Zugriff auf bestimmte Programmsequenzen haben. Doch dieser Zugriff kann nur effektiv sein, wenn wir erkannt haben, wie unsere Programme uns bestimmen und was daran sinnvoll verändert werden kann. Hierbei müssen wir auf zwei unterschiedliche Programmgruppen achten. Die »bewussten«, auf Bewusstseinserweiterung aufbauenden persönlichen Programme haben nur einen begrenzten Einfluss auf die anderen, autarken, »unbewussten« Programme.

Idealerweise sollten sich die unbewussten und die bewussten Programme gegenseitig unterstützen. Doch wie es scheint, läuft diese Unterstützung bei vielen Menschen in die falsche Richtung. Aus Unwissenheit manipuliert unser kleines Ich die autarken und recht stabilen Lebenserhaltungsprogramme. Und wenn daraus Leid entsteht, wird meistens der Vererbung oder den Lebensumständen die Schuld daran gegeben und nicht dem eigenen Verhalten.

Das Gute ist jedoch, dass wir aus den vorgenannten destruktiven Verhaltensweisen ausbrechen können. Wenden wir uns doch einfach an den Programmierer, unserer Höheres Selbst, unser göttliches, geistiges Bewusstsein. Den Schlüssel zum Gewahrsein dieser Instanz haben wir alle. Es ist die Meditation. Sobald wir gelernt haben, unser kleines lärmendes Ich auszublenden, ist der Weg zum höheren Bewusstsein frei. Über Intuition und Inspiration, vielleicht auch durch Vermittlung von geistigen Helfern nehmen wir Anteil an der unserem kleinen Ich weit überlegenen Welt des schaffenden Geistes und bekommen Einblick in unsere Programme und die von anderen.

Für Lebensberater und Heiler ist es hilfreich, nicht nur den Hintergrund, also den Verursacher einer Krankheit aufzudecken, sondern auch einen sinnvollen Weg aus der Misere aufzuzeigen. Gleichzeitig sollte dem Hilfesuchenden gezeigt werden, wie er seine Einstellung zu seinen Problemen verändern kann. Es geht dabei um Fragen wie diese: Welche Bewusstseinserweiterung ist sinnvoll? Was muss verändert werden? Was macht uns stark? Es ist jedoch alles andere als einfach, einen sinnvollen und begehbaren Weg für sich und andere Menschen aufzuzeigen. Auch der Weg der Selbsterkenntnis ist alles andere als einfach, obwohl viele Menschen auf der Basis ihrer Erfahrungen versuchen, ihrem Leben einen Sinn zu geben, indem sie sich fragen:

> *Was geht in mir vor?*
> *Wieso geschieht mir das?*
> *Oder: Was will das Leben von mir?*
> *Habe ich der Menschheit gegenüber eine Verantwortung?*

Diese Fragen können helfen, das Erlebte zu verstehen, einzuordnen und einen Sinn darin zu finden. Doch wie die Erfahrung zeigt, gelingt dies nur wenigen. Und nicht selten wird bei der Sinnsuche Hilfe von außen in Anspruch genommen. Viele wenden sich der Astrologie, Numerologie und anderen Deutungsweisen zu, die aber selten eine brauchbare Hilfe darstellen.

Wir können davon ausgehen, dass alle Menschen Talente und Defizite haben, und zwar in sehr unterschiedlichen Dimensionen und Bereichen. Hinzu kommen noch die Zeitumstände, Umwelt, Familie, Milieu sowie Vererbung, Erziehung und Bildung, Kultur und Glaube. Jeder Mensch hat ein bestimmtes Bewusstseinspotenzial, das er in dieses Leben eingebracht hat und das er zusammen mit dem in diesem Leben Erworbenen und Erlernten nutzt. Meine Arbeit mit Klienten machte mir deutlich, dass ein gewisser Sinn des Lebens darin besteht, dieses Potenzial und die entsprechenden Talente einzusetzen, um damit die Herausforderung des Lebens zu bewältigen. Reicht das mitgebrachte Potenzial nicht aus, muss hinzugelernt werden. So gesehen scheint der Sinn des Lebens darin zu bestehen, das eigene Potenzial durch Lernen zu entfalten. Der Schulungsplanet Erde lässt grüßen.

Auf der Suche nach den jeweils notwendigen, noch zu durchlaufenden Bewusstseinserweiterungsprozessen war es hilfreich, diese in bestimmte Bereiche zu unterteilen. Weil die Zwölf eine so große Bedeutung in unseren menschlichen Vorstellungen hat, suchte ich auch in den Programmen zur Lebensbewältigung eine Zwölfergliederung und fand sie, wobei jeder Teil der zwölf Ebenen wiederum unterteilt werden kann/muss. Für mich machte es Sinn, diese zwölf als Programme des Bewusstseins zu benennen.

Jedes einzelne Programm ist bei jedem Menschen unterschiedlich stark entwickelt, von unvollkommen bis vollkommen, von primitiv-einfach bis hochbegabt-genial. Alle zwölf Programme wirken aus dem Bewussten und Unbewussten, doch immer nur im Rahmen des mitgebrachten und erworbenen Potenzials. So gesehen ist das Wissen und Können jedes Einzelnen aufgrund der unterschiedlichen Stärken und Schwächen der Programme einzigartig. Zu einer Erweiterung des Potenzials und des Bewusstseins kann es also nur dann kommen, wenn ganz individuell Neues hinzugelernt und in das Vorhandene integriert wird.

Bei mangelnder Bewusstseinserweiterung geht vieles im Leben schief und Erkrankungen widersetzen sich häufig den therapeutischen Maßnahmen. Dummheit kann man nicht wegheilen. Sagen wir es anders: Karmisches oder schicksalhaftes Geschehen bis hin zur Erkrankung entsteht immer dann, wenn das Bewusstsein die notwendigen Programmerweiterungen vernachlässigt.

Wer nicht an sich arbeitet, an dem wird gearbeitet, und das nennen wir dann Schicksal.

Bei vielen Klienten fand ich ausgereifte Programme, die auch genutzt wurden und zu glanzvollen Leistungen führten. Doch gleichzeitig wurden die schwachen Programme nicht angepasst oder erweitert. So kam es trotz glanzvoller Einzelleistungen zu schweren Lebensproblemen.

Wie unterschiedlich die zwölf Programme sind, möchte ich zunächst in einer Kurzfassung aufzeigen.

Die 12 Programme des Bewusstseins

Nr.	Programm	Ebene	Inhalt	**Empfehlung/ Ansatz** Verändere deine Vorstellung von
1	Körperbe-wusstsein	Körper	Körpererhaltung – seelisch-geistiges Bewusstsein für das Leben in der Materie, im physischen Körper. Mitgestalten der Evolution, das Anpassen an Umweltbedingungen (Sport, Ernährung, Lebensweise).	deinem Körper und davon, was dich krank und gesund macht.
2	Denken	Körper	Bewusstseinserweiterung im Gehirn, unserem »Heimcomputer«; das Denken optimieren. Verbesserung des zahlen-, wort-, raum- und zeitgebundenen Denkens, des Erinnerungsvermögens, des Erfassens der eigenen Existenz; Sinnfindung, Bildung.	deinem Denken und davon, wie du denkst und was du denkst.
3	Materie	Seele	Beherrschen der Materie außerhalb des Körpers. Die Programme 1 und 2 werden eingesetzt, um Materie zu formen (Kunst, Handwerk, Technik, Patente).	deinem Wirken und Handeln im Beruf.
4	Wissen-schaft	Körper	Wissen über physikalische und chemische Gesetze erwerben. Gesetzmäßigkeiten erforschen, wissenschaftlich begründen und kreativ nutzen.	deinem Wissen und Suchen.
5	Emotionen	Körper	Umgang mit Gefühlen. Emotionen beherrschen und harmonisieren lernen, und zwar alle, also auch Angst und Wut, Aggression und Depression, Liebe und Mitgefühl.	deiner Angst, deiner Liebe und deinen Gefühlen.
6	Gemein-schaftssinn	Seele	Entwicklung von Gemeinschaftssinn. (Geben und Nehmen, Dienen und Empfangen).	deiner Beziehung zum Du, zur Partnerschaft, zur Gesellschaft.
7	Gesetze	Seele	Einhalten von Gesetzen, Recht und Ordnung, Moral und Ethik. 1. Naturgesetze; 2. von Menschen gemachte Gesetze; 3. Geistige oder göttliche Gesetze. Grenzen erkennen.	dem, was du unter Recht und Ordnung verstehst.

Bewusstseinserweiterung – Potenzialentfaltung

Nr.	Programm	Ebene	Inhalt	Empfehlung/ Ansatz Verändere deine Vorstellung von
8	Heilen	Seele	Erkennen und Beheben von fehlgeleiteten Lebensprozessen beim Menschen und in der Natur. Anpassung und Heilung – den Sinn des Lebens ergründen.	dem, wie du Krankheit und Heilung bei dir und in der Natur siehst.
9	Spiritualität	Geist	Das Spirituelle. Den Zusammenhang zwischen Körper, Seele und Geist, dem Bewussten, dem Unbewussten und dem Überbewussten verstehen und anwenden lernen. Der Umgang mit dem Glauben, was wir glauben, wie wir glauben und ob wir das Sinnvolle im Glauben erkennen. Glaube bringt Vertrauen als Voraussetzung für Heilung.	deinem Glauben und davon, wie du Körper, Seele, Geist verstehst.
10	Menschenführung	Geist	Menschenführung in Religion und Politik, beim Militär, in Wirtschaft und Wissenschaft sowie in der Familie, im Beruf und in Verbänden. Der Lehrer, die Führernatur. Die Entwicklung von Sinn und die Auseinandersetzung mit der Frage, inwieweit der Einzelne andere Lebewesen führen muss oder kann und über deren Entwicklung bestimmen darf. Führen hat weniger mit Macht zu tun als mit Durchblick und Wissen.	Menschenführung.
11	Selbsterkenntnis	Geist	Den Sinn des Lebens, die Gesetzmäßigkeiten in der Schöpfung verstehen – der Visionär. Selbsterkenntnis ⇨ Selbstverwirklichung ⇨ Weisheit	dem, was du bist und wie du dich siehst.
12	Schöpfung	Geist	Dienendes Mitwirken an der Schöpfung. Erst hier beginnt die Erleuchtung. Aus der Erkenntnis, dass alle Programme einen Sinn haben, erwächst das höchste menschliche Potenzial.	dem, was du der Schöpfung geben möchtest.

3 Die Programme des Bewusstseins

Programm 1

Seelisch-geistiges Bewusstsein für das Leben in der Materie, im physischen Körper. Beherrschen der Körperchemie. Mitgestalten der Evolution, das Anpassen an Umweltbedingungen.

Es geht darum, das Leben im menschlichen Körper zu optimieren, mitzugestalten! Durch ein bewusstes Trainingsprogramm kann der Körper ertüchtigt werden. So kommt es zu Spitzenleistungen im Sport, die man vor Jahrzehnten nicht für möglich gehalten hätte. Für viele Menschen macht es Sinn, den Körper zu trainieren und so für bessere physische Fähigkeiten zu sorgen. Andere Menschen sehen den Sinn darin, Körper und Körperfunktionen durch bewusste Ernährung und Lebensweise zu verbessern. Durch Vormachen und Vorleben ergeben sich gleichzeitig kollektive Veränderungen im Evolutionsprozess. Eine große Gabe des Lebens besteht in der Anpassung an die Umweltbedingungen. Somit besteht ein wichtiger Teil von Programm 1 darin, resistent gegen Umwelteinflüsse und immun gegen Krankheitsverursacher zu werden.

Alles, was der Verbesserung der eigenen physischen Qualität dient, bewusst oder unbewusst erworben, trägt zur Anhebung der Gesamtqualität bei und wird auch vom Kollektiv aller Seelen übernommen. Umgekehrt verschlechtert jede Qualitätsminderung eines einzelnen Programmabschnitts das Gesamtergebnis. In dieser Aussage steckt die Notwendigkeit, ja sogar die Verpflichtung, sich selbst gesund zu halten, damit sich das Bewusstsein in allen anderen Programmen entfalten kann.

Programm 2

Bewusstseinserweiterung im Gehirn, unserem »Heimcomputer«, das Denken optimieren.

Es geht in diesem Programm nicht nur um eine Verbesserung des logisch-analytischen Denkens, sondern auch des kreativen, abstrakten Vorstellungsvermögens sowie des schöpferischen Denkens in verschiedenen Bereichen, nämlich

- zahlengebundenes Denken,
- wortgebundenes Denken,
- an Raum und Zeit gebundenes Denken,
- Erinnerungsvermögen,
- ganzheitliches Erfassen der eigenen Existenz,
- Sinnfindung.

Dieses Programm erfuhr durch die weltweite Einführung der Schulpflicht eine rasante Entwicklung. Es bietet eine massgebliche Unterstützung für alle anderen Programme und prägt unseren Zeitgeist entsprechend.

Programm 3

Beherrschen der Materie außerhalb des Körpers.

Das Bewusstsein von Körper und Gehirn (Programm 1 und 2) wird eingesetzt, um die Materie zu formen und kreativ zu bearbeiten. Dazu müssen wir entsprechende Ideen und Talente entwickeln. Außerdem sollen wir praktische Fähigkeiten in den Bereichen Kunst, Handwerk und Technik erwerben. Dieses Programm wird gerade im technischen Zeitalter von vielen Menschen vorangetrieben und führt zur kollektiven Erweiterung vom Programm 3. Diese zeigt sich in der steigenden Zahl von Patentierungen und grandiosen technischen Errungenschaften. Wie jedes Programm hat auch dieses sehr destruktive Seiten, die besonders bei der Herstellung von Kriegsgerät und in vielen Entwicklungsverfahren der chemischen Industrie deutlich werden. Unser Wirken in der Materie findet seinen Niederschlag in allen Programmen.

Programm 4

Wissen über physikalische und chemische Gesetze erwerben.

In diesem Programm geht es darum, die Gesetzmäßigkeiten der Welt, in der wir leben, zu erforschen, die Natur aller Dinge wissenschaftlich zu ergründen und als Naturwissenschaftler Möglichkeiten zu finden, sie kreativ zu nutzen. Dieses Programm führt in der Anwendung zu Ereignissen und Errungenschaften, die alle anderen Programme stark beeinflussen, und zwar im Positiven wie im Negativen. Die Vollkommenheit oder Unvollkommenheit aller anderen Programme, kann durch Programm 4 (Wissenschaft) manipuliert werden. Im Negativen kann diese Manipulation zur Wissenschaftshörigkeit führen. Dann wird der Glaube an die Wissenschaft zur Religion. Im Positiven kann so manches andere Programm gestärkt oder gefördert werden, etwa wenn seine Gesetzmäßigkeiten entdeckt werden und es dann besser genutzt werden kann.

Programm 5

Umgang mit Gefühlen. Emotionen beherrschen und harmonisieren lernen, und zwar alle, also auch Angst und Wut, Aggression und Depression, Liebe und Mitgefühl.

Emotionen sind das Feuer des Lebens, der Gegenspieler des Mentalen. Sie steuern unseren Evolutionsprozess und wir brauchen sie sogar. Hätten wir keine Emotionen, könnten wir nicht über uns hinauswachsen. Wir wären machtlos und verzagt. Emotionen helfen uns, aus unserem mitgebrachten Potenzial etwas Besseres, etwas Harmonisches zu erschaffen. Sie können aber auch zerstörerisch sein.

Bei dieser Programmerweiterung rückt die Liebe in den Vordergrund und bringt sich durch verschiedene Merkmale zum Ausdruck: Harmoniebedürfnis, Ruhebedürfnis, Ordnungssinn, Gerechtigkeitsinn, Selbstlosigkeit, Anteilnahme, Mitgefühl, Hilfsbereitschaft, Treue, Verlässlichkeit, Empfindsamkeit, Gelassenheit. Liebe als Ausdruck der Harmonie erzeugt Ordnung. Ordnung ist Struktur. Struktur erzeugt Form. Und so formt das fünfte Programm über die Liebe Erscheinungsformen und Ausdruckselemente in allen anderen Programmen.

Programm 6

In diesem Programm geht es um die Entwicklung von Gemeinschaftssinn.

Geben und Nehmen, Dienen und Empfangen, Einsatz für das Du und für das Kollektiv. Dazu gehört auch, dass das Kollektiv wichtiger ist als der Einzelne. Das zeigt sich in Opferbereitschaft, im Pflegen und Erhalten der Natur sowie in der Bereitschaft, der gesamten Schöpfung zu dienen. Ein wichtiger Teil dieses Programms besteht darin, das Egoistische in sich zu erkennen und weitgehend auf eine selbstbezogene Haltung zu verzichten. Das Übermaß egoistischer Eigenschaften in der Welt des Menschen ist sowohl Ursache als auch Symptom für die meisten auf Erden zu beobachtenden Krisen und Krankheiten. Deshalb ist eine auf das Gemeinwohl bedachte Haltung sehr förderlich für unsere Bewusstseinsentwicklung, die dann in alle anderen Programme einfließt.

Programm 7

Einhalten von Gesetzen, Recht und Ordnung, Moral und Ethik.

In diesem Programm geht es um drei Arten von Gesetzen:

1. die Naturgesetze
2. die von Menschen gemachten Gesetze
3. die geistigen oder göttlichen Gesetze.

Das Bewusstwerden dieser Gesetze ist ein wichtiger Schritt bei der Sinnfindung. An unserem Vermögen, alle Gesetze einzuhalten und anzuwenden, erkennen wir unsere Grenzen, aber auch unser erreichtes Wissen und Können. Das Programm 7 beeinflusst über unsere Einstellung zu den Gesetzen sämtliche Entscheidungen in den anderen Programmen.

Programm 8

Erkennen und Beheben von fehlgeleiteten Lebensprozessen beim Menschen und in der Natur. Anpassung und Heilung.

In diesem Programm geht es um die Erhaltung und Heilung der Schöpfung im Einzelnen und im Ganzen. Hier geht es auch um das Erkennen von gestörten Entwicklungsprozessen und deren Sinn bei Krankheiten, bis hin zu Erbkrankheiten, Gendefekten und Mutationen, sowie um mangelnde Anpassung an die Lebensumstände. Dazu gehört auch, natürliche Zusammenhänge in allen Lebensbereichen verstehen zu lernen. Die größte Herausforderung in diesem Programm besteht darin, über die Heilung und in Zusammenhang mit den anderen Programmen den Sinn des Lebens zu ergründen.

Programm 9

Das Spirituelle. Den Zusammenhang zwischen Körper, Seele und Geist, dem Bewussten, dem Unbewussten und dem Überbewussten verstehen und anwenden lernen. Hierzu gehört auch der Umgang mit dem Glauben, was wir glauben, wie wir glauben und ob wir das Sinnvolle im Glauben erkennen.

Programm 9 mit seinen verschiedenen Unterprogrammen kann als Erweiterung des Tagesbewusstseins in das Außersinnliche und Übersinnliche angesehen werden. Wird dieses Programm erweitert und entwickelt, entsteht Medialität. Es wird Kontakt aufgenommen zu einem anderen, höheren Bewusstsein und dieser Kontakt wird von vielen Sensitiven und Geistheilern erfolgreich genutzt. Außersinnliche Begabung bis hin zur Medialität kann in Verbindung mit dem Glauben einen starken Einfluss auf alle anderen Programme ausüben.

Programm 10

Menschenführung in Religion und Politik, beim Militär, in Wirtschaft und Wissenschaft sowie in der Familie, im Beruf und in Verbänden. Der Lehrer, die Führernatur. Die Entwicklung von Sinn und die Auseinandersetzung mit der Frage, inwieweit der einzelne Mensch andere Lebewesen führen muss oder kann und über deren Entwicklung bestimmen darf.

Hier soll die Erkenntnis erworben werden, dass Führen weniger mit Macht zu tun hat als mit Durchblick und Wissen. Besonders hilfreich für dieses Programm sind die gut strukturierten Programme 5 und 6. Eine auch für das Gemeinwohl gute Entwicklung dieses Programms ist nur möglich, wenn die anderen Programme bereits hoch entwickelt sind.

Programm 11

Der Visionär. Die Gesetzmäßigkeiten der Schöpfung verstehen.

Dieses Programm entwickelt sich auf Basis der Erkenntnisse, die man aus den zehn vorgenannten Programmen gewonnen hat. Sind diese zehn Programme gut entwickelt, offenbaren sie den eigenen Standpunkt im Leben und bieten dadurch die Möglichkeit, die eigenen Fähigkeiten sinnvoll für sich und andere einzusetzen.

Programm 12

Mitwirken in der Schöpfung.

Aus der Fülle der Programme und der Erkenntnis, dass sie alle einen Sinn haben, erwächst das höchste Potenzial, das wir als Menschen auf der Erde haben. Es bietet uns die Möglichkeit, bewusst dienend an der Schöpfung mitzuwirken. Dieses Mitwirken kann von allen Programmen aus erfolgen, einem einzelnen, mehreren oder allen. Erst hier beginnt die Erleuchtung!

Wie bereits erwähnt, muss jedes dieser zwölf Programme in entsprechende Unterprogramme aufgeteilt werden. Ein Beispiel: In Programm 2 geht es um die menschliche Leistung des Denkens. Ein Unterprogramm ist beispielsweise das Gedächtnis mit seinen abrufbaren Inhalten, gespeichertem Wissen und unseren Erinnerungen. Ein anderes Unterprogramm ist unser Vorstellungsvermögen, unsere Fantasie. Oder das Erbringen mathematischer Leistungen. Oder räumliches Denken, zeitgebundenes Denken und vieles mehr.

Die zwölf Hauptprogramme mit ihren Unterprogrammen können sehr unterschiedlich ausgeprägt sein. Hierbei ist zu unterscheiden zwischen Fähigkeiten, die auf Talenten basieren, also angeboren sind, und solchen, die man durch Lernprozesse in diesem Leben erworben hat. Dieser Erwerb von Wissen ist wie das Erweitern aller Programme aufs Engste mit dem Lebenssinn verbunden. Gleiches gilt für das Einsetzen und Nutzen unserer Begabungen und Talente. Unsere Lebensaufgabe besteht also darin, neues Wissen zu erwerben und unsere Fähigkeiten ebenso zu erweitern wie unsere Verhaltensweisen. Es geht im Leben immer um Wissenserwerb, der ausgerichtet ist auf das Beheben von Defiziten in den jeweiligen Programmen mit den dazu gehörigen Unterprogrammen. Die Kunst der Selbstverwirklichung besteht beispielsweise darin, die Begabung in der eigenen Handlungsfähigkeit zu erkennen und Talente entsprechend zu nutzen oder ein Unvermögen durch Lernprozesse zu vervollkommnen oder auch beides. Doch nur wenige finden ihren Traumberuf, ihre Berufung, ihr Talent und gleichzeitig eine Möglichkeit, anstehende Bewusstseinserweiterungen voranzutreiben. Viele Menschen sind diesbezüglich auf die Hilfe und eines Psychologen, eines Berufsberaters oder eines Menschen mit großer Lebenserfahrung angewiesen. Doch wenn das Defizit in einem oder mehreren Programmen groß ist, ist der betreffende Mensch verführbar und klammert sich an alle möglichen Meinungen, die er von anderen hört.

In der von mir gegründeten *Schule der Geistheilung nach Horst Krohne*® lehren wir, wie man sich in unbewusste Strukturen einfühlt, um Talente einerseits und Unvermögen andererseits aufzudecken. Wenn der Heiler das Talent hat, in das Bewusstsein von Körper, Seele und Geist eines anderen Menschen zu schauen und sich entsprechend einzufühlen, kann er Informationen über die verschiedenen Programme empfangen und Empfehlungen aussprechen, etwa bezüglich des Weges, der bei dem jeweiligen Klienten zur Entfaltung seines Potenzials führt. Zusätzlich hat der Heiler die Möglichkeit, durch geistige Informationsübertragung die Bewusstseinserweiterung des Klienten zu forcieren. Dazu stehen uns alle Chakren und Nebenchakren sowie die Meridiane als Einfallstore zur Verfügung.

Über das Einfühlen und Mitteilen führt der Weg des Heilers hin zur Potenzialentfaltung und Bewusstseinserweiterung des Klienten. Hierbei muss doppelgleisig gefahren werden, nämlich einerseits durch bewusstes Begründen in Gesprächen und anderseits durch außersinnliche Wahrnehmung und Geistheilung im Sinne einer geistigen Informationsübertragung. Besonders wichtig scheint mir das Abwägen zwischen den Programmen, die einen hohen Grad an Perfektion aufweisen, und jenen, bei denen noch Nachholbedarf besteht. Als erfolgreichster Weg hat sich der erwiesen, auf dem man seine Stärke auslebt und aus dieser Stärke heraus die anderen Programme mitzieht, um sie so zu erweitern.

Aus Erfahrung kann ich sagen, dass eine Bewusstseinserweiterung in nur maximal drei Programmen möglich ist. Am besten geht man ein Programm nach dem andern an und das auch noch vorsichtig, also nicht zu schnell, damit das neue Wissen auch zu gelebtem Wissen wird. Bei welchen Programmen ist es notwendig, den eigenen Horizont zu erweitern? Welche gut entwickelten Strukturen sind bei der Entwicklung von neuem Bewusstsein hilfreich? Diese Fragen sind wirklich nicht einfach zu klären, denn menschliche Lernprogramme gehen sehr unterschiedliche Wege. Nicht nur in der Dynamik gibt es große Unterschiede, sondern auch in der Art und Weise, wie die Lebensumstände von Land und Leuten es erlauben.

So gesehen führen viele Wege zu einem neuen Bewusstsein, Wege, die Geist und Seele zusammen mit dem rationalen Denken und unter Berücksichtigung der durch das Umfeld vorgegebenen Bedingungen einschlagen können.

Nehmen wir Programm 1. Hier geht es hauptsächlich um die Verbesserung aller biologischen Prozesse im Körper, aber der Körper sollte immer im Verbund mit der Seele und dem Geist gesehen werden. Dieser Lebensbund von Körper, Seele und Geist bezweckt grundsätzlich, dass alle Erkenntnisse, ob sie durch Heilinformation zur Selbstregulation führen oder durch Bewusstwerdung und Selbsterkenntnis gewonnen wurden, zusätzlich in das kollektive Bewusstsein eingebracht werden. Das gilt auch für jegliche Optimierung aller Lebensgrundlagen. Alles wird aus dem individuellen in das kollektive Bewusstsein übertragen. Somit trägt jeder Einzelne mit der Vervollkommnung seiner Programme sowie mit der Anpassung an die Bedingungen seiner Zeit zum kollektiven Erbe bei. Jede Bewusstseinserweiterung des Einzelnen bereichert gleichzeitig das Kollektiv aller Seelen.

So kann es sein, dass ein Mensch in einem Unterprogramm oder auch in mehreren Defizite hat, dadurch organische Funktionsstörungen und Krankheiten entwickelt und das Ganze als sein persönliches Schicksal durchlebt. Unbewusst trägt die Krankheit aber auch zur kollektiven Bereicherung bei, weil dem Kollektiv aller Seelen neue Heilungsstrategien vermittelt werden. Nicht jede Krankheit ist Ausdruck der Unvollkommenheit des Einzelnen. Sie kann auch dazu dienen, neue Wege der Selbstregulation zu entwickeln, die dann wieder allen Menschen zugutekommen. Alle Krankheiten, jede Not und viele Lebensdramen tragen eindeutig dazu bei, das Bewusstsein des Einzelnen und des Ganzen anzuheben.

Das Problem, das jeder Therapeut hat, besteht darin, Störungen zu erkennen, die sich aus dem vielfältigen Zusammenspiel aller Organe mit ihren Funktionsweisen und Wechselwirkungen ergeben und sich im Organismus zeigen, während sie gleichzeitig in Bezug zur Umwelt stehen. Anders ausgedrückt: Wir sind ein Organismus, organisiertes Leben und alle Organe, alle Funktionen bedingen sich gegenseitig und stehen in ständiger Wechselwirkung mit der Außenwelt. Diese Organisation in uns ist die Essenz des physischen Lebens (Programm 1).

Wenn wir uns das körperliche Geschehen (Programm 1) etwas genauer anschauen, sind einzelne Organe unseres Organismus Unterprogramme. So wie alle Organe zum Ganzen beitragen, dienen die Unterprogramme dem jeweiligen Hauptprogramm. Und auch die zwölf Programme bedingen sich gegenseitig. Bei einem gesunden Menschen stehen alle Organe und Programme in einem ständigen harmonischen Informationsaustausch mit dem individuellen Bewusstsein. Darüber hinaus gibt es immer eine Verbindung zum kollektiven Bewusstsein. Es kann durchaus sein, dass Regulierung, Anpassung und Heilung für das kollektive Bewusstsein wichtiger sind als für den Einzelnen.

Aufschlussreiche Informationen darüber, in welchen Programmen und Organen eine Entwicklung stattfindet oder sogar notwendig ist, gewinnen chakrasichtige Heiler über die sieben Hauptchakren des Menschen. Nehmen wir hierfür ein Beispiel aus Programm 1. Das zweite Chakra mit seinen vielen Funktionen und den entsprechenden Organen ist unter anderem für Entgiftung und Ausscheidung sowie für den Säure-Basen-Haushalt zuständig. Besteht bei einem kranken Menschen zwischen dem zweiten und dem siebten Chakra *keine Verbindung*, dann sind Erkrankungen, die etwas mit den Funktionen Ausscheidung und Entgiftung und mit dem Säure-Basen-Haushalt zu tun haben, individueller Art. Sie dienen dann nur der persönlichen Entwicklung, der persönlichen Verbesserung der Selbsterhaltungssysteme im Programm 1. Besteht bei der gleichen Krankheit eine *gute Verbindung* zwischen dem zweiten und dem siebten Chakra, dann dienen alle Erkenntnisse und Erfolge bei der Heilung auch dem Kollektiv. In einem solchen Fall haben alle therapeutischen Erfolge einen höheren Stellenwert.

Gibt es zusätzlich zu der Verbindung zwischen dem zweiten und dem siebten Chakra auch eine Verbindung zwischen dem zweiten und dem sechsten Chakra, dann soll das Wissen über die Krankheit und deren Heilung auch ganz bewusst persönlich erworben werden (Erweiterung von Programm 11). Es geht dann darum, sowohl die Krankheit als auch die Heilung voll und ganz zu verstehen. Ist dies geschehen, hat also das Tagesbewusstsein, der Intellekt Ursache und Wirkung des Krankheitsgeschehens begriffen, kann auch das Unbewusste (die Seele) die dazugehörigen Heilungsprozesse registrieren. Körper und Seele bieten nun gemeinsam die Möglichkeit, dass der Geist die noch unvollkommenen Programme optimiert. Danach hat die Krankheit keine Bedeutung mehr. Immunität wurde erworben.

Die unteren Chakren eins, zwei, drei und vier liefern körperbezogene Informationen. Die Verbindungen zu den oberen Chakren fünf, sechs und sieben geben Hinweise auf die Notwendigkeit und die Art einer Auseinandersetzung mit der Krankheit. Ein erfahrener chakrasichtiger Heiler kann so die Bedeutung einer Behandlung ermessen.

1. Besteht eine Verbindung zwischen einem der unteren Chakren und dem siebenten Chakra, dann haben die Krankheit und ihre Heilung auch einen kollektiven Charakter, dienen also der Evolution.
2. Besteht eine Verbindung zum sechsten Chakra, dann dienen Krankheit und Heilung der persönlichen Erkenntnis.
3. Besteht eine Verbindung zum fünften Chakra, ist die Krankheit mit großer Wahrscheinlichkeit psychosomatisch und liefert Hinweise, an welchen eigenen Eigenschaften gearbeitet werden sollte.
4. Sind bei einer Erkrankung die Verbindungen zwischen den unteren vier und den oberen drei Chakren gestört, haben wir es mit einer Schwäche im Programm 1 zu tun. Ein allgemeiner persönlicher Entwicklungsprozess steht dann noch aus. Solche Kommunikationsstörungen sind häufig bei Klienten zu finden, die Heilung nur in kleinen Schritten zulassen, weil sie noch viel zur Verbesserung ihrer Selbsheilungskräfte tun müssen. Jede Krankheit und jede Heilung kann nur durch Erfahrung verstanden werden. Theoretisches Wissen zählt für die Heilung nicht.

Der Sinn des Lebens liegt unter anderem darin, solche Erfahrungen in kleinen Schritten zu machen. So entsteht gelebtes Wissen, und gelebtes Wissen wird zu Weisheit. *Weisheit ist gelebtes Wissen.* In allen zwölf Programmen mit ihren Unterprogrammen laufen ständig ähnliche Prozesse ab, natürlich mit jeweils anderen Themen.

Über das Chakrensystem hat ein Geistheiler jederzeit Einblick in die Aufgaben der Selbstverwirklichung, für den jeweiligen Klienten *und* das Kollektiv. In vielen Fällen kann der Harmonisierungsprozess durch Erklärungen und geistige Informationsübertragung beschleunigt werden. Die verbale Aufklärung zum Hintergrund des Leidens kann dazu beitragen, die notwendigen Veränderungen im Tagesbewusstsein einzuleiten. Das Geistige Heilen informiert das Unbewusste, die Seele. Beides zusammen ermöglicht einen wesentlich schnelleren »psychosomatischen« Heilungsprozess. Darüber hinaus können das Bewusste und das Unbewusste die überbewusste Region des Geistes informieren. Nimmt der Geist die Informationen an, ist der betreffende Mensch mit großer Wahrscheinlichkeit nicht nur immun gegen diese Krankheit oder Notsituation, sondern beherrscht auch die gesamte Thematik, die dazu geführt hat.

Nehmen wir Programm 5 (Emotionen) als Beispiel für ein Programm, das bei psychosomatischen Problemen eine wichtige Rolle spielt. Hier geht es unter anderem um Emotionen wie Angst und Wut, Verzweiflung, Gefühlslosigkeit, Aggression und Depression, Liebe und Hass. Dieses Programm ist stark an die jeweiligen Charaktereigenschaften und unbewussten Neigungen des Betreffenden gebunden und wird daher sehr individuell gelebt. Zusätzlich besteht eine starke Wechselwirkung mit den Programmen 2 (Denken, Intellekt) und 6 (Gemeinschaftssinn). Eine Harmonisierung durch Selbsterkenntnis und Therapie im Programm 5 hängt selbstverständlich nicht nur von den Programmen 2 und 6 ab, sondern auch von der Stufe der Vollkommenheit, die in allen anderen Programmen erreicht wurde. Offenbar spielen bei der Entwicklung von Bewusstsein in einem Programm immer auch alle anderen Programme eine Rolle. Das ganze Potenzial des Menschen ist stets gefragt, doch im Programm 5 setzen starke Emotionen andere Maßstäbe. Dies möchte ich an einem Beispiel veranschaulichen.

Vor kurzem hatte ich einen Klienten, der in ständiger Angst lebte, seine Nieren könnten versagen. Diese ängstliche Einstellung hatte begonnen, als ihm der Arzt bei einer Routineuntersuchung mitteilte: »Ihre Nierenwerte sind nicht besonders gut, und ein Mensch lebt nur so lange, wie die Nieren es erlauben.« Und was geschah? Seine Nierenwerte wurden immer schlechter.

Meine Chakradiagnose ergab eine leichte Störung im fünften Chakra. Das bedeutet, eine leichte Labilität im Psychischen. Die gravierenden Probleme kamen aus dem zweiten Chakra, das unter anderem für die Ausscheidung und somit auch für die Nieren zu ständig ist. Zusätzlich war sowohl die Verbindung zwischen dem zweiten und dem fünften Chakra als auch die zwischen dem fünften und dem sechsten Chakra schwach. Im fünften Chakra, dem Repräsentanten unserer Emotionen, zeigen sich bei energetischen Ungereimtheiten schwer zu beherrschende emotionale Muster. Aus der Art der emotionalen Schwäche ergeben sich dann die jeweils mangelhaften Verbindungen zu den anderen Chakren. In unserem Fall lag das Problem in der Verbindung zwischen dem zweiten und dem fünften sowie zwischen dem fünften und dem sechsten Chakra.

Das zweite Chakra im Unterleib ist unter anderem der Sitz der Angst (»sich vor Angst in die Hose machen«). Wenn die Verbindung zwischen dem zweiten und dem fünften Chakra schlecht ist, steigt die Angst bis zum Hals hoch, und das Kehlkopfchakra, zuständig für unsere Unterscheidung von gut und böse, brauchbar und unbrauchbar sowie für Unterscheidungen aller Art, lässt die Angst unkontrolliert zum sechsten Chakra aufsteigen. So können sich unbegründete Ängste entwickeln. Die zusätzlich gestörte Verbindung zwischen dem fünften und dem sechsten Chakra trübt dann noch die Sicht der Realität. Und so wurde die ärztliche Aussage »Ihre Nierenwerte sind nicht besonders gut« zu einer sich selbst erfüllenden Prophezeihung. Wären die Verbindungen zwischen den Chakren gut gewesen, hätte die Aussage des Arztes keine weitere Bedeutung gehabt, denn gute Verbindungen zwischen den Chakren fördern Unterscheidungsvermögen und Realitätssinn. So aber konnte die Angst im zweiten Chakra regelrecht vor sich hinbrodeln und entsprechendes Unheil anrichten. Das liegt daran, dass die größte Freiheit, die wir haben, die Freiheit der Gedanken ist. Und jeder Gedanke ist bestrebt, sich selbst zu verwirklichen.

Ich erklärte dem Klienten: »Wenn du immer so denkst, wie du schon immer gedacht hast, entwickelst du das, was du schon immer in Gedanken entwickelt hast.«

Doch es war nicht einfach, sein Denken umzustimmen. Die Aussage des Arztes und die sich entwickelnde Nierenschwäche waren für ihn Realität und begründeten seine Angst vor einem Nierenversagen. Sehr oft haben wir Heiler es mit solchen Schockerlebnissen und deren Folgen zu tun. Einfaches Behandeln reicht nicht aus, wenn die treibende Kraft Angst Gedanken und Erwartungen hervorbringt, die dann zur Entstehung einer Krankheit führen. Das Problem dabei ist, dass alle sich aus einem Ereignis entwickelnden Gedanken so lange wirksam bleiben, bis sie durch neue Ereignisse und entsprechend veränderte Gedankenmuster ersetzt werden.

Klienten, die Angst vor den Folgen einer Krankheit haben, stellen unsere Geduld als Heiler auf eine harte Probe. Eine gewisse Hilflosigkeit kann aufkommen, wenn wir erkennen, dass unsere Argumente den Klienten genauso betroffen machen wie das ursprüngliche Schockerlebnis. Können wir als Heiler mit positiven Argumenten, mit Beruhigung und Liebe ängstliche Gedanken auflösen, die sich in der beschriebenen Weise aufgebaut haben? Können wir Angst heilen? Wir können es! Ob nun falsche Glaubenssätze oder aus Unwissenheit übernommene Meinungen anderer bei uns Emotionen auslösen, wenn wir diese Glaubensätze verändern, ändert sich unsere Einstellung dazu.

Auch in diesem Fall war es möglich. Als Erstes musste ich Begriffe ins Spiel bringen, die den Gegenpol der Angst darstellen. »Denken, sprechen und handeln Sie mit Liebe, Hoffnung, Vertrauen, Zuversicht, Demut, Bescheidenheit und Vergebung«, sagte ich. »Nur so kann ich die Leben spendende Kraft des Schöpferischen, die ich empfange, an Sie vermitteln. Versuchen Sie alles, damit Vollkommenheit Frieden und Liebe sowie die vielen anderen harmonischen und friedvollen Eigenschaften Ihren Ausdruck und Ihr Verhalten bestimmen. Tun Sie es, es wird sich lohnen.« Nachdem ich Überzeugungsarbeit geleistet hatte, konnte ich die regulierende Wirkung des Geistes übertragen und die Kommunikationsstörung zwischen den Chakren beheben. Nach der zweiten Behandlung wurden die Nierenwerte erheblich besser. Und bei seinem letzten Anruf, drei Monate später, berichtete der Klient, sie seien fast wieder im Normalbereich.

Viele Menschen mit Defiziten in Programm 5 entwickeln recht dynamische psychosomatische Erkrankungen, etwa Allergiker oder Menschen mit psychischen Auffälligkeiten. Das geistige Heilen kann eine große Hilfe sein, wenn die Hintergründe emotionaler Entgleisungen bis hin zu selbstzerstörerischen Gedanken aufgedeckt werden. Die Heilarbeit mit Diagnose und Behandlung über das Chakrensystem ist eine Methode die man gerade bei der Sinnfindung nicht vernachlässigen sollte. Denn die Chakren und besonders die Kommunikation dazwischen geben Auskunft darüber, bei welchen menschlichen Eigenschaften und in welchen Programmen Nachholbedarf besteht. Die Hilfe kann dabei soweit gehen, dass austherapierte Patienten wieder in die Therapierbarkeit kommen. In meinem Buch *Geistheilung. Dialog mit der Seele* sind solche Wege beschrieben.

Betrachten wir Programm 9 etwas genauer, ein Programm, das in der heutigen Zeit immer mehr an Bedeutung gewinnt. Es geht dabei um Spiritualität oder die Ablehnung des Spirituellen. Der Zeitgeist von heute ist extrem von den Programmen 2 (Denken), 3 (Beherrschung der Materie) und 4 (Naturwissenschaft) geprägt. Sie werden mir zustimmen, dass diese Programme nur selten etwas mit Spiritualität und der Seele zu tun haben. Das mag daran liegen, dass die Religion mit ihren Dogmen und Ansichten vom logisch-naturwissenschaftlichen Denken abgelehnt wird, oder auch daran, dass die Religion die Naturwissenschaften ablehnt. Der kirchliche Bann gegen Galileo Galilei wurde erst von Papst Joahnnes Paul II aufgehoben. Er rehabilitierte den berühmten Naturwissenschafter offiziell am 31. Oktober 1992. Der Graben, der überwunden werden muss, um zu Programm 9 zu gelangen, dürfte deshalb so tief sein, weil der Glaube und das Spirituelle naturwissenschaftlich nicht erklärbar sind und bleiben. Geist und Seele lassen sich nun mal nicht messen und sichtbar machen. Doch das Leben mit seinen Repräsentanten Geist und Seele beherrscht die Naturgesetze besser, als viele Naturwissenschaftler es können. Ein Leben ohne Glaube und Spiritualität bringt die Stärken eines Menschen niemals so gut hervor wie ein Leben mit einem tiefen Bezug zur Schöpfung.

Fragen wir uns einmal, wie es unser Gesamtbewusstsein, bestehend aus Körper, Seele und Geist, schafft, das Wunderwerk Körper zum Ausdruck zu bringen. Wie können die vielen chemischen Prozesse, vom Denken einmal ganz abgesehen, so koordiniert werden, dass etwas Ganzes entsteht? Die Antwort ist, dass Bewusstsein und Gedächtnis in verschiedenen Bereichen angesiedelt sind. Neben unserem Gehirn als Sitz des Denkens und Speicher bestimmter Erinnerungen haben wir noch das, was wir Körperbewusstsein oder Zellgedächtnis nennen. Das heißt, unsere Erfahrungen werden auch in den Zellen unseres

Körpers gespeichert und durch Vererbung weitergegeben (siehe mein Buch *Organsprache-Therapie*). Dann gibt es noch einen »externen Speicher«, nämlich das Geistige Bewusstsein, unser Höheres Selbst, den Bauplan, dem man entnehmen kann, wie alles im Körper sein sollte.

Deshalb ist es sinnvoll, der Frage nachzugehen, was wir der Entwicklung von Programm 9 abgewinnen können. Macht es Sinn, sich mit der Definition von Körper, Seele und Geist auseinanderzusetzen? Bisher können viele Menschen dies nur über den Glauben tun, weil noch niemand die Seele und den Geist gesehen hat. Nur Religion und Glaube haben diesbezüglich bisher Erklärungen zu bieten. Doch leider widersprechen sich die unterschiedlichen religiösen Erklärungen oft. Hinzu kommen widersprüchliche Beschreibungen aus esoterischen Kreisen. So entsteht bei vielen Menschen der Eindruck, alles, was über Seele und Geist gesagt wird, sei mehr oder weniger Aberglaube. Erschwerend kommt noch hinzu, dass Seele und Geist auch mit Wiedergeburt und Reinkarnation in Verbindung gebracht werden.

Unsere normale Wahrnehmung über die fünf Sinne und die Verarbeitung des so Wahrgenommenen ist an unser materielles Dasein gebunden. Wir haben normalerweise keine Erinnerung an ein vorheriges Leben und verstehen die Seele und den Geist in diesem Zusammenhang nicht. Was bleibt uns also? Wir können nur daran glauben. Wenn wir trotzdem eine akzeptable Erklärung für das Wirken von Seele und Geist anbieten möchten, müssen wir unsere Sichtweise ändern. Unser Bewusstsein hat ja noch andere Facetten, die nicht auf unsere fünf Sinne angewiesen sind. Wir haben unsere Intuition, Ahnungen, Visionen, und die haben nichts mit Glauben zu tun, sondern mit unserer kreativen ganzheitlichen Wahrnehmung. Unser Bewusstsein verarbeitet nicht nur das, was über die fünf Sinne bei uns ankommt, sondern auch außersinnliche Eindrücke. Und dessen sind wir uns auch bewusst. Wenn wir vom sechsten oder sogar siebten Sinn sprechen, meinen wir etwas, das zwar nicht mit den fünf Sinnen wahrgenommen werden kann, aber eben doch wahrgenommen wird. Es ist durchaus lohnenswert, sich mit Menschen zu unterhalten, die Erfahrung mit dem sechsten Sinn haben und Dinge wahrnehmen können, die jenseits unseres Tagesbewusstseins liegen. Wenn der Sinn des Lebens darin besteht, höheres Bewusstsein zu erlangen und Vollkommenheit in den zwölf hier vorgestellten Programmen anzustreben, kommen wir nicht umhin, uns auch mit Programm 9 zu beschäftigen.

Eigene Erfahrungen im außer- und übersinnlichen Bereich habe ich immer in Zusammenhang mit erfolgreicher Lebenshilfe und geistiger Heilung gemacht. Die Erfolge betrafen, wenn erforderlich, alle zwölf Programme und damit alle Bewusstseinsstrukturen und Veranlagungen. Belastende oder unangenehme Nebenwirkungen habe ich dabei noch nie erlebt. Anders ist es beim Denken, Planen und Handeln. Hier können Defizite in den Programmen zum Problem werden und sogar unsere Existenz gefährden.

Ist Programm 1 schwach, haben wir mit der Gesundheit Probleme. Ist Programm 5 mangelhaft, fällt es uns schwer, mit unseren Gefühlen klarzukommen. Beim Glauben, er gehört zu Programm 9, wird einerseits die Meinung vertreten, man brauche ihn nicht. Anderseits wird gesagt, ein Mensch ohne Glaube sei verloren. Doch Programm 9 hat eine den Glauben durchdringende Kraft, die dem Menschen bei Defiziten in allen anderen Programmen von Nutzen ist. Und wenn es an dieser Kraft mangelt, kann das den betreffenden Menschen in eine tiefe Verzweiflung stürzen. Egal, in welchem der zwölf Programme ein Mangel vorliegt, wir Menschen ersetzen unser

Unwissen durch Glaubenssätze, und auch wenn diese falsch sind, fühlen wir uns damit wohler. Der Glaube kann Berge versetzen, heißt es so schön, doch Glaube ist kein Wissen. Dennoch geht es uns scheinbar besser, solange wir feste Glaubenssätze haben und unsere Unwissenheit damit tarnen. Der Glaube an Gott, an uns selbst oder daran, dass wir das Richtige tun und auf der richtigen Seite stehen, macht uns irgendwie sicherer und stärker. Es ist schon bemerkenswert, dass im Falle einer Erkrankung der Glaube an Heilung diese begünstigt, obwohl Glaube nichts mit Wissen zu tun hat. Alle Bewusstseinsstrukturen und alle Programme profitieren von der unbewussten Kraft, die im Glauben liegt.

Glaube gehört genauso zum Menschen wie Ahnungen, Inspiration und Intuition. Dies sind die Dimensionen von Geist und Seele, die sich dem Bewusstsein über das Unbewusste kundtun. Sie sind genauso wichtig für uns wie Luft und Nahrung. Über das, was wir glauben (ahnen), finden wir immer einen Weg in Richtung Vollkommenheit. Doch wer keine Visionen hat, keine Ahnungen und keine Vorstellungskraft, der ist manipulierbar. Die Gefahr der Manipulierbarkeit besteht immer dann, wenn wir das, was wir selber nicht wissen, durch den Glauben ersetzen, dass es so etwas nicht gibt. Genauso tragisch kann es werden, wenn wir an das glauben, was uns von andern erklärt wird, obwohl es nicht der Wahrheit entspricht. Leicht sind wir dann in einem fremden Dogma gefangen, werden manipulierbar und unfrei.

Solange wir unseren Visionen folgen, hilft uns der Glaube und macht uns stark. Doch stark werden wir nur, wenn wir den Weg über die eigene Erfahrung nehmen. Das bedeutet, auf Selbsterkenntnis folgt Selbstverwirklichung, und die sollte auf Selbsrerfahrung basieren. Wenn es uns nicht gelingt, eigene Erfahrungen zu machen, folgen wir dem, was andere glauben, und die Verführung ist groß. So entstehen falsche Glaubenssätze, die uns den Weg zu uns selbst und zum höheren Bewusstsein versperren. Wir werden zu Mitläufern, weil uns die Erfahrung in der Selbstverwirklichung fehlt. Der Weg zu einem erfüllten Leben ist zur Sackgasse geworden.

Erfüllung kann es im Leben nur geben, wenn genügend Selbstbewusstsein auf der Basis von Erfahrung vorhanden ist. Selbstbewusstsein entwickelt sich besonders gut, wenn in den zwölf Programmen eine Ausgeglichenheit besteht, egal auf welchem Niveau. Unsicherheit im Leben und dadurch bedingte Verführbarkeit durch andere bedeutet, dass ein oder mehrere Programme zu schwach sind. Der ausgeglichene, in sich ruhende Mensch ist deshalb mit sich und der Welt zufrieden, weil seine Bewusstseinsebenen (Programme) keine ausgeprägten Höhen und Tiefen aufweisen, keine Ecken und Kanten haben. Es ist wie bei einer Kette. Das schwächste Glied bestimmt ihre Tragfähigkeit. Und wie erkenne ich, in welchen Programmen ich selbst Defizite habe? Achten Sie darauf, in welchen Punkten Sie sich von anderen abhängig machen, wann Sie sich ausgegrenzt oder ausgenutzt fühlen, bei welchen Themen Sie sich manupulieren lassen.

Immer wieder musste ich beim Heilen und in Gesprächen feststellen, dass mangelnde innere Ausgeglichenheit die Hauptursache von Krankheit und Leid ist. Je größer das Missverhältnis zwischen Fähigkeiten, Eigenschaften und Gewohnheiten, resultierend aus den zwölf Programmen, ist, desto größer sind auch Unzufriedenheit und Krankheitsanfälligkeit. Der weitaus größte Teil meiner therapeutischen Maßnahmen besteht in der Suche nach Defiziten und Differenzen und im Ausgleichen zwischen den zwölf Programmen. Dabei besteht die größte Schwierigkeit darin, den ersten Schritt zu erkennen, denn wie bereits gesagt, können Bewusstseinsveränderungen und heilende Regulierungen in maximal drei Programmen vorgenommen werden. Veränderungen wollen gelebt und akzeptiert werden.

Dabei hilft ein Grundbedürfnis des Lebens, nämlich das Streben nach Ausgewogenheit, Harmonie und Frieden. Dieses Streben nach Ausgewogenheit ist genauso stark ausgeprägt wie das nach Anpassung und Immunität. Heilen wird nur dann notwendig, wenn die auf Selbsterhaltung ausgerichteten Kräfte versagt haben. Geistiges Heilen besteht meiner Ansicht nach darin, die Fähigkeit zur Selbsterhaltung wiederherzustellen. Geistiges Heilen ist, wenn nicht gerade ein hoher Grad an Selbstzerstörung vorliegt, eine Stimulation zur Selbstregulation, die ihre volle Wirkung auf der Basis des Glaubens an sich selbst und des Vertrauens in die Therapie entfaltet.

Betrachten wir noch weitere Zusammenhänge zwischen den Programmen. Jedes unserer zwölf Programme entwickelt sich sinnvoll, wenn alle Programme mitwachsen und ein nutzbares Niveau erreicht wird. Ist der Gleichklang in den Programmen nicht vorhanden und ein Programm wesentlich stärker als alle anderen Programme, kann eine einseitige Überheblichkeit entstehen, die wenig Gegenliebe und Verständnis bei anderen hervorruft. Ist ein Programm im Verhältnis zu allen andern hingegen sehr schwach, kommt Angst auf und die dem Programm zugrundeliegenden Themen werden rundweg abgelehnt. Das trifft vor allem für Programm 9 zu. Seit 2000 Jahren und bis heute sind die meisten Kriege Glaubenskriege. An wen und wie der Mensch glaubt, kann in bestimmten Regionen der Erde lebensbedrohlich werden.

Sind beispielsweise die Programme 2 (Denken, Intellekt), 3 (Beherrschung der Materie), 4 (Wissen um die physikalischen Gesetze) dominierend, dann ist die Spiritualität selten einen Weg, der als sinnvoll bedacht wird. Andererseits wird es auch kritisch, wenn Programm 9 dominiert und die Programme 2, 3 und 4, schwach ausgebildet sind. Dann entsteht oft Fanatismus, also der völlig unbegründete Glaube an etwas. Blindes Vertrauen entsteht, weil Unrealistisches geglaubt wird. Programm 9 bietet aber auch die einzigartige Möglichkeit, über den Intellekt hinaus in ein erweitertes Bewusstsein zu gelangen. Allein dann, wenn wir über unser Tagesbewusstsein hinauswachsen und die unbewussten und überbewussten Schichten unseres ganzen Seins ergründen, werden wir erfahren, wer wir wirklich sind. Ich möchte behaupten, dass wir den Sinn des Lebens nur erfassen können, indem wir uns in allen Schattierungen des neunten Programms entfalten. Gelingt es uns, alle Programme gleichmäßig mit Bewusstsein zu füllen, werden wir Gott und die Welt verstehen. Programm 9 nimmt hier eine Schlüsselrolle ein.

Auch Programm 4 (Wissenschaft) rückt gegenwärtig in den Brennpunkt. Wenn das Wissen darüber, wie die physikalischen und chemischen Gesetze aus Programm 3 in und mit der Materie wirken, missbraucht wird, entsteht das, was vielen Menschen Angst und Sorgen macht. Atommüll und die chemische Verschmutzung von Wasser und Luft, Land und Meeren sind allgegenwärtig. Artensterben, Genmanipulation und Elektrosmog sind weitere Folgen, wenn zwei Programme, in unserem Fall 3 und 4, von Menschen rücksichtslos angewendet und andere Programme dafür unterdrückt werden.

Ein anderes schwieriges, weil ebenfalls kollektiv wirkendes Programm ist Programm 10 (Menschenführung). Viele Menschen, die in eine Führungsrolle hineinwachsen, egal ob in Wirtschaft, Politik oder Religion, üben auf unangemessene Weise Macht aus oder werden gar zu Diktatoren. Je mächtiger die Position, umso stärker wird der Drang, in andere Programme hineinzuwirken. Bevorzugt werden diesbezüglich die Programme 7 (Gesetze) und 6 (Gemeinschaftssinn). Am Beispiel der Programme 4 (Wissenschaft), 9 (Spiritualität) und 10 (Menschenführung) sehen wir deutlich, dass die Dominanz von einem oder zwei Programmen zu dramatischen Entwicklungen führen kann, wenn andere Programme, wir können auch von anderen menschlichen Verhaltensweisen sprechen, dafür unterdrückt werden.

Es macht also Sinn, alle zwölf Programme möglichst auf ein gleiches Niveau zu bringen. So entsteht der ausgeglichene Mensch. Ist dies nicht möglich, weil wir mit Talenten, aber auch mit Mängeln geboren wurden, sollten wir alles daransetzen, unsere Talente zu nutzen, um in den noch schwachen Programme Erfahrungen zu sammeln. Wer nicht an sich arbeitet und keine Verbesserung seiner Defizite angeht, wird schnell schicksalhafte Verkettungen erleben. Deshalb ist es wichtig, Verantwortung für sich selbst und alle Lernprozesse zu übernehmen. Es gibt keinen anderen Weg in ein erfülltes Leben.

Führt der Weg zum Sinn des eigenen Lebens nicht zwangsläufig über Verantwortung – Verantwortung für uns selbst, für unsere Nächsten, für die Welt, in der wir leben? Ist die Weigerung, Verantwortung zu übernehmen, vielleicht der Grund, warum so viele Menschen ihr Leben als sinnlos betrachten? Wenn wir darüber nachdenken, scheint plötzlich alles ganz einfach. Würden wir Verantwortung übernehmen und anderen helfen, hätten alle etwas davon: Sinn für das eigene Leben und für andere die Chance, wieder in ein sinnvolles Leben zu kommen. Dem Leben einen Sinn zu geben, bedeutet aber auch, zur Selbsterkenntnis zu gelangen und zu erkennen, wie viel Kraft es uns bisher gekostet hat, Dinge zu verdrängen, Dinge, die wir getan und solche, die wir nicht getan haben. Wie viel Energie könnten wir freisetzen, wenn wir diesen Verdrängungsprozess beenden würden. Dazu müssen wir aber in den Spiegel schauen und erkennen, wie viel Verantwortung wir bisher für uns selbst und andere übernommen haben.

4 Gruppierungen in den zwölf Programmen

Die zwölf Programme können in vier Gruppen eingeteilt werden, die wiederum in Körper, Seele und Geist aufgeteilt sind. Das Hauptthema unserer Entwicklung liegt meist in einem der drei Programme der jeweiligen Gruppe und bringt die entsprechenden Herausforderungen, Dramen und Misserfolge mit sich. Selbstverständlich sind alle anderen Programme mitgestaltend und sollten als fördernd oder hemmend in Betracht gezogen werden, doch die Hauptlast der Persönlichkeitsentfaltung liegt in ein, zwei oder manchmal in allen drei Programmen der jeweiligen Gruppe. Die darin enthaltenen Aufgaben betreffen sowohl die persönliche Entfaltung als auch die Verantwortung dem Kollektiv gegenüber.

Den Weg durch die drei Programme jeder einzelnen Gruppe könnte man so beschreiben: Tu erst das Notwendige, dann das Mögliche und verbindende dich erst dann mit dem Geist. Dann schaffst du das Unmögliche. Der geistige Anteil von uns macht das Unmögliche möglich, und die Wegbereiter hierfür sind Glaube und Vertrauen.

Bei meinen Klienten ist mir aufgefallen: Je größer die Probleme in ihrem Leben sind oder waren, desto größer sind oder waren die Differenzen in den Programmen. Doch wenn ich hier von Entwicklung in einer Gruppe spreche, so bedeutet das nicht, dass bezüglich der Programme einer anderen Gruppe Unwissenheit herrscht. Ich hatte sogar Fälle, wo der Betroffene die Entwicklung in einer Gruppe suchte, obwohl seine Probleme in einer anderen Gruppe lagen.

Wir können also auch erst die kleinen Probleme angehen, bevor wir uns an die großen heranwagen.

	Körper	**Seele**	**Geist**
A	**1. Körper-bewusstsein** (Körpererhaltung)	**3. Materie** (Beherrschen der Materie außerhalb des Körpers)	**9. Spiritualität** (Umgang mit dem Glauben – Körper, Seele, Geist)
B	**2. Denken** (Denken optimieren)	**8. Heilen** (Anpassung und Heilung)	**11. Selbsterkenntnis** (Der Sinn des Lebens, der Visionär)
C	**4. Wissenschaft** (Wissen über physikalische und chemische Gesetze)	**7. Gesetze** (Einhalten von Gesetzen, Recht, Ordnung, Moral, Ethik)	**10. Menschenführung** (Religion, Politik, Wirtschaft, Wissenschaft, Familie etc., der Lehrer, der Führer)
D	**5. Emotionen** (Umgang mit Gefühlen)	**6. Gemeinschaftssinn** (Entwickeln von Gemeinschaftssinn)	**12. Schöpfung** (Mitwirken an der Schöpfung)

A	Körper	Seele	Geist
Programm:	**1. Körperbewusstsein**	**3. Materie**	**9. Spiritualität**
Inhalt:	Körpererhaltung – seelisch-geistiges Bewusstsein für das Leben in der Materie, im physischen Körper. Mitgestalten der Evolution, das Anpassen an Umweltbedingungen (Sport, Ernährung, Lebensweise).	Beherrschen der Materie außerhalb des Körpers. Die Programme 1 und 2 werden eingesetzt, um Materie zu formen (Kunst, Handwerk, Technik, Patente).	Das Spirituelle. Den Zusammenhang zwischen Körper, Seele und Geist, dem Bewussten, dem Unbewussten und dem Überbewussten verstehen und anwenden lernen. Der Umgang mit dem Glauben, was wir glauben, wie wir glauben und ob wir das Sinnvolle im Glauben erkennen. Glaube bringt Vertrauen als Voraussetzung für Heilung.
Empfehlung, Ansatz Verändere deine Vorstellung von ...	*deinem Körper und davon, was dich krank und gesund macht.*	*deinem Wirken und Handeln im Beruf.*	*deinem Glauben und wie du Körper, Seele, Geist verstehst.*

GRUPPE A: Hier haben wir zunächst Programm 1 (Körperbewusstsein) mit seinen verschiedenen Unterprogrammen. Unter anderem geht es in diesem Programm darum, immun zu werden gegen Krankheitserreger, die Körperfunktionen durch Ernährung und Bewegung zu verbessern und sich an die Umweltbedingungen anzupassen. Je vitaler, anpassungsfähiger und bewusster der Körper erhalten wird, umso besser kann Programm 3 (Beherrschung der Materie) gelebt werden. Aus der Beherrschung des eigenen physischen Körpers wird die Beherrschung der Materie außerhalb des

Körpers. Dabei zeigt sich, je schwieriger, je kreativer die Verbesserung und Vervollkommnung in den Programmen 1 und 3 angegangen wird, umso stärker müssen der Glaube an und das Vertrauen in sich selbst und die eigenen Aufgaben sein. Aus dieser Entfaltung menschlicher Fähigkeiten entwickelt sich meistens eine gesunde Auffassung von Spiritualität im Programm 9. Außenstehende sagen dann gern, derjenige sei gottbegnadet, habe den sechsten Sinn oder einen Schutzengel.

Krankheiten und Notsituationen entstehen immer dann, wenn die in den einzelnen Programmen angelegten Themen unbeachtet bleiben und nicht aufgrund neuer Erfahrungen verbessert werden. Eine sinnvolle Verbesserung hat einen fließenden Übergang zwischen den Programmen zum Ziel. Dieses Ziel wird erreicht, indem wir uns fragen, ob der eigene Körper den Anforderungen gewachsen ist, die im Beruf und in der Freizeit an ihn gestellt werden, und ob auf dieser Basis eine gesunde Spiritualität gelebt werden kann. Es ist natürlich nicht einfach, solche Fragen zu beantworten, weil jeder Mensch aufgrund von Herkunft und Milieu einmalig ist. Das erschwert eine Beurteilung und Beratung in jeder Hinsicht.

Doch auch hier zeigt sich, dass ein Heiler über die Chakrendiagnose schnell einen Überblick bekommt und somit im Gespräch und in der Behandlung Hilfe anbieten kann.

GRUPPE B:

Programm 2 (Denken) ist in den letzten einhundert Jahren bis heute das Programm gewesen, das sich am stärksten entwickelte. Aufgrund der mittlerweile weltweiten Möglichkeit, kostenlos Schulen zu besuchen, bis hin zur Einführung der Schulpflicht haben wir gegenwärtig Millionen von trainierten Gehirnen und als Resultat davon ein technisches Zeitalter, gefolgt von der digitalen Revolution. Das rationale Bewusstsein, das erweiterte Denken,

B	Körper	Seele	Geist
Programm:	**2. Denken**	**8. Heilen**	**11. Selbsterkenntnis**
Inhalt:	Bewusstseinserweiterung im Gehirn, unserem »Heimcomputer«; das Denken optimieren. Verbesserung des zahlen-, wort-, raum- und zeitgebundenen Denkens, des Erinnerungsvermögens, des Erfassens der eigenen Existenz; Sinnfindung, Bildung.	Erkennen und Beheben von fehlgeleiteten Lebensprozessen beim Menschen und in der Natur. Anpassung und Heilung – den Sinn des Lebens ergründen.	Den Sinn des Lebens, die Gesetzmäßigkeiten in der Schöpfung verstehen – der Visionär. Selbsterkenntnis ⇨ Selbstverwirklichung ⇨ Weisheit
Empfehlung, Ansatz Verändere deine Vorstellung von ...	*deinem Denken und davon, wie du denkst und was du denkst.*	*dem, wie du Krankheit und Heilung bei dir und in der Natur siehst.*	*dem, was du bist und wie du dich siehst.*

die durch Schulung entwickelte Kreativität und ein entsprechender Erfindergeist brachten der Menschheit eine Welt voller technischer Möglichkeiten. Diese einseitige Forcierung eines Programms hat aber auch gewaltige Schattenseiten. Durch diese Dominanz von Programm 2 werden die Programme 8 und 11 nicht nur vernachlässigt, sondern regelrecht unterdrückt. Mensch und Natur geraten in Gefahr. Die Gefahr ist besonders groß, wenn sich das Denken spezialisiert und mit dem Programm 4 (Wissenschaft) verbindet. Das Programm 2 (Denken) ist ein in der Entwicklung kritisches Programm. Es kann sich wie kein anderes mit weiteren Programmen verbinden. Durch

Unwissenheit kann es sich beispielsweise mit fehlgeleiteten Themen aus anderen Programmen verbinden. Es kann aber auch mit neuen Erkenntnissen machtvoll gegensteuern.

Seit einigen Jahrzehnten versuchen viele Menschen, sich dem Bann der technischen Errungenschaften zu entziehen, wollen weitere Entwicklungen stoppen. Sie versuchen, die Erde zu heilen, kämpfen gegen weitere Ausbeutung, gegen Atomenergie und chemische Verschmutzung. Sie versuchen, die Verbrennung fossiler Brennstoffe zu drosseln, um die Erwärmung der Erde zu verhindern. Sie entwickeln ihr Bewusstsein in Programm 8 und erkennen die fehlgeleiteten Prozesse in der Natur. Viele von ihnen sehen eine Gefahr in der mentalen Überheblichkeit der Schulmedizin, wenden sich von der Gerätemedizin ab und suchen ihr Heil in alternativen Methoden. Eine Erlösung aus dem Zwiespalt zwischen Programm 2 und Programm 8 ist aber nur über Programm 11 möglich. Der Weg führt über Selbsterkenntnis in allen Facetten unserer Existenz. Nur wenn eine sinnvolle Lösung gefunden wird, entsteht Harmonie zwischen den Programmen. Nur durch Erkenntnis der Zusammenhänge mit anderen Programmen beziehungsweise Selbsterkenntnis kann das mentale Wirken in Technik, Chemie und Heilkunde und seine Folgen verstanden werden.

Programm 11 kann, wenn genügend entsprechende Erfahrungen vorliegen, das heilende und anpassende Potenzial von Programm 8 freisetzen. Es ist die geistige Ebene, auf der man mit Hilfe von Visionen, Intuition oder Eingebungen in der Lage ist, Sinn von Unsinn zu trennen. Der Geist kann immer Einsichten und Möglichkeiten liefern, die zur Heilung dessen führen, was im jeweiligen Programm des Körpers zerstört oder krank wurde. Immer wieder zeigt sich, dass Krankheit und Not entstehen, wenn die in den einzelnen Programmen angelegten Themen unbeachtet bleiben und nicht durch neue

Erfahrungen verbessert werden. So hält jede Gruppe in ihrem geistigen Teil Erkenntnisse und Möglichkeiten bereit, um die fehlerhaften Entwicklungen in den beiden anderen Programmen zu korrigieren. Voraussetzung dafür ist jedoch, dass unsere Seele als Vermittler zwischen Geist und Materie genügend Erfahrung hat, die Vollkommenheit des Geistes zu vermitteln, und dass in den anderen Programmen die Fähigkeit vorhanden ist, die Vollkommenheit des Geistes zu verstehen. Grundsätzlich gilt aber, dass sich das volle Potenzial des menschlichen Bewusstseins nur dann entfalten kann, wenn alle zwölf Programme mitwirken.

GRUPPE C: Hier dominiert Programm 4 (Wissenschaft). In der Wissenschaft sind auch weiterhin neue Erkenntnisse zu erwarten, die strahlenartig in alle zwölf Programme einfließen. Besonders davon betroffen sind die beiden anderen Programme der Gruppe C, nämlich Programm 7 (Gesetze) und Programm 10 (Menschenführung).

Wenn in Streitfällen ein gerichtliches Obergutachten erforderlich ist, heißt es in der Begründung oft: »nach dem heutigen Stand der Wissenschaft« … und der Richter und Gesetzgeber muss dem folgen, weil wissenschaftlich erklärt wird, dass es nach dem Stand der Wissenschaft nur so oder so sein kann. Nach solchen Obergutachten werden dann Grenzwerte, Toleranzen und gesetzliche Bestimmungen festgelegt. Und das, obwohl die Wissenschaft einem Entwicklungsprozess unterliegt, der sich immer wieder selbst korrigiert. So manipulieren einzelne Aspekte von Programm 4 die von Menschen gemachten Gesetze.

Mit Genmanipulation und Atomspaltung beispielsweise werden Naturgesetze verletzt, und trotzdem erklärt man sie für notwendig oder hilfreich. Notwendig, weil mit Atomreaktoren

C	Körper	Seele	Geist
Programm:	**4. Wissenschaft**	**7. Gesetze**	**10. Menschenführung**
Inhalt:	Wissen über physikalische und chemische Gesetze erwerben. Gesetzmäßigkeiten erforschen, wissenschaftlich begründen und kreativ nutzen.	Einhalten von Gesetzen, Recht und Ordnung, Moral und Ethik. 1. Naturgesetze. 2. Von Menschen gemachte Gesetze. 3. Geistige oder göttliche Gesetze. Grenzen erkennen.	Menschenführung in Religion, Politik, Militär, Wirtschaft, Wissenschaft sowie in der Familie, im Beruf und in Verbänden. Der Lehrer, die Führernatur. Die Entwicklung von Sinn und die Auseinandersetzung mit der Frage, inwieweit der Einzelne andere Lebewesen führen muss oder kann und über deren Entwicklung bestimmen darf. Führen hat weniger mit Macht zu tun als mit Durchblick und Wissen.
Empfehlung, Ansatz Verändere deine Vorstellung von ...	*deinem Wissen und Suchen.*	*dem, was du unter Recht und Ordnung verstehst.*	*Menschenführung.*

emissionsfrei und billig Elektrizität erzeugt werden kann. Hilfreich beispielsweise für die Schulmedizin, weil geglaubt wird, man könne durch Genmanipulation neue Heilmethoden bekommen. Und in der Landwirtschaft geht es um höhere Erträge durch Erbgutveränderung. Selbst in die geistigen Gesetze wirkt die Naturwissenschaft hinein. Für viele Menschen ist die Wissenschaft zur Religion geworden. Sie sind wissenschaftsgläubig. Ich habe nichts gegen die Wissenschaft allgemein. Im Gegenteil, ich bewundere so manche ihrer Erkenntnisse und viele Wissenschaftler, doch leider wird uns oft vorgaukelt, die Wissenschaft sei der Retter der Menschheit.

Der Einzelne, der sich in dieser Gruppe weiterentwickeln möchte, muss viele Hürden überwinden. Er muss mit der Wissenschaft klarkommen, er muss Gesetze einhalten und zwischenmenschliche Verhaltensweisen verstehen. Ähnliches gilt für das Kollektiv. Das Einhalten der von Menschen gemachten Gesetze ist für einen großen Teil aller Menschen äußerst schwierig. Werden gar Naturgesetze missachtet, kann es schon mal schnell zu einer Krankheit, einem Unfall oder einer Katastrophe kommen, von der vielleicht sogar viele Menschen betroffen sind. Die Folge einer Übertretung geistiger Gesetze wird als Schicksal oder Karma bezeichnet.

Weitere Probleme ergeben sich aus Programm 10 (Menschenführung). In keinem anderen Programm aus der Rubrik Geist spielt die Macht der Verführung unter ungünstigen Umständen eine so große Rolle wie hier. Es geht um die Dogmen der Religion, die Machtansprüche von Politikern, die sich schlimmstenfalls zu Diktatoren entwickeln, sowie um Informationen aus der Wirtschaft, dem Finanzwesen und eben auch aus der Wissenschaft, die eingesetzt werden, um Menschen zu manipulieren. Unterdrückung kann von überall her kommen. Zurechtweisungen, Erniedrigungen und Manipulation machen uns unfrei und fremdbestimmt. In der Folge leidet die Seele und dann auch der Körper. Es entstehen Krankheiten, die scheinbar keinen Verursacher haben. Auch im kleineren Rahmen, etwa in der Familie, am Arbeitsplatz, in Verbänden und Vereinen, kann es Probleme bei der Menschenführung und mit Machtansprüchen geben. Unser Leben ist ein Entwicklungsprozess, in dem wir Lehrer und Führungspersönlichkeiten brauchen, die, wenn wir sie akzeptieren, unser Wissen vermehren.

Wenn wir zu wenig über innere und äußere Führung wissen, übertreten wir leicht Gesetze oder verführen uns selbst, dies oder jenes anzustellen, zu unternehmen oder zu unterlassen. Doch gerade in diesen Schwierigkeiten liegt auch die Chance, etwas Großartiges zu leisten. Menschen, die in dieser Gruppe eine hohe Vollkommenheit erreichen, fungieren oft als Vorbild für andere, und zwar in Religion, Politik, Wirtschaft oder Wissenschaft und im kleineren Kreis in der Familie, in Vereinen und Verbänden.

Gruppe D:

In dieser Gruppe muss sich das menschliche Bewusstsein mit anderen Lern- und Erfahrungsprozessen auseinandersetzen. Es ist eine Programmarbeit, bei der sich unsere Intelligenz als nur wenig hilfreich erweist, denn allzu oft wird sie von den Emotionen übermannt. Vieles deutet darauf hin, dass die Ebene der Emotionen für fast alle Menschen unzugänglich und unkontrollierbar ist, egal ob die Emotionen eher aggressiver oder eher depressiver Natur sind. In Extremsituationen können sich unsere Gefühle zur Gemeinschaft und zur Schöpfung in eine Richtung verlagern, die uns erschreckt oder in Erstaunen darüber versetzt, zu welchen Absichten und welchem Verhalten wir fähig sind.

Viele Menschen, die meine Hilfe suchen, kommen aus dieser Gruppe und haben Probleme mit ihrer Gefühlswelt (Programm 5), in der Auseinandersetzung mit anderen Menschen (Programm 6) oder mit ihrer Beziehung zur Schöpfung (Programm 12). Manchmal gibt es auch Komplikationen in zwei oder sogar allen drei Programmen gleichzeitig. Eines haben alle Betroffenen gemeinsam: Sie sind schwer zu therapieren, und das obwohl sie gut auf Heilung ansprechen und sich schnell regenerieren. Doch in der Regel kommen sie nach kurzer Zeit mit den gleichen oder ähnlichen Symptomen wieder. Aus meiner Sicht gibt es dafür zwei Gründe. Emotionen sind lebensnotwendig, wir können und dürfen sie nicht ausschalten. Gleiches gilt für Partnerschaft, Familie und Gemeinschaft. Sie

D	**Körper**	**Seele**	**Geist**
Programm:	**5. Emotionen**	**6. Gemeinschaftssinn**	**12. Schöpfung**
Inhalt:	Umgang mit Gefühlen. Emotionen beherrschen und harmonisieren lernen, und zwar alle, also auch Angst und Wut, Aggression und Depression, Liebe und Mitgefühl.	Entwicklung von Gemeinschaftssinn. (Geben und Nehmen, Dienen und Empfangen).	Dienendes Mitwirken an der Schöpfung. Erst hier beginnt die Erleuchtung. Aus der Erkenntnis, dass alle Programme einen Sinn haben, erwächst das höchste menschliche Potenzial.
Empfehlung, Ansatz Verändere deine Vorstellung von ...	*deiner Angst, deiner Liebe und deinen Gefühlen.*	*deiner Beziehung zum Du, zur Partnerschaft, zur Gesellschaft.*	*dem, was du der Schöpfung geben möchtest.*

gehören zum Leben wie Nahrung und Luft. Wir brauchen beides, Emotionen und die Gemeinschaft, doch wir kommen mit beidem nur schwer klar.

Emotionen verzerren unsere Entschlusskraft. Sie blockieren, wenn sie aktiv werden, unsere Selbsterkenntnis, unser Heilen und unsere Gesetzestreue. Oft hörte ich von Betroffenen: »Ich verstehe Gott und die Welt nicht mehr.« Menschen, die sich diesen Herausforderungen stellen und sich in den Programmen dieser Gruppe weiterentwickeln möchten, brauchen Geduld und Vertrauen, doch genau daran mangelt es ihnen.

5 Die Suche nach Selbsterkenntnis

Wir kommen in diesem Kapitel noch einmal auf die Frage zurück, wie Sie selbst erkennen können, in welchen Programmen Sie Ihr Bewusstsein erweitern sollten.

Hier bietet sich als Erstes das Programm an, mit dessen Themen Sie die größten Probleme oder Schwierigkeiten haben. Sollten Sie viel krank sein und immer wieder Probleme mit Ihren Körperfunktionen haben, ist es Programm 1 in Gruppe A. Kommen Sie mit Ihrem Beruf nicht klar, muss oder will Ihre Seele ihr Wirken in der physischen Welt von Programm 3 zu Programm 9 in Gruppe A verbessern. Ihr Bewusstsein versucht, über den Beruf in die Berufung zu kommen. Haben Sie Probleme mit Menschen, die sich nicht an Gesetze halten, oder legen Sie Gesetze nach Ihren eigenen Vorstellungen aus und sind mit bestehenden Gesetzen unzufrieden, dann soll Programm 7 in Gruppe C vollkommener werden. Haben Sie Schwierigkeiten mit dem Lernen, dann ist es Programm 2 in Gruppe B. Der Weg führt dann über Anpassung und Heilung der Gedanken (Programm 8) bis hin zu Programm 11 (Selbsterkenntnis). Es kann auch sein, dass Sie mit einer ganzen Gruppe Probleme haben, beispielsweise mit Gruppe D. Sie kommen mit vielen Menschen nicht klar (Programm 6), regen sich über alles Mögliche auf (Programm 5) und haben auch zur Schöpfung keine Meinung (Programm 12). Auch in einem solchen Fall führt der ideale Weg über Körper, Seele und Geist. Kommen Sie mit Ihren eigenen Emotionen klar, werden Sie auch andere Menschen und Gemeinschaften besser verstehen. Ist Gemeinschaftssinn vorhanden, verstehen Sie auch die größte Gemeinschaft, die Schöpfung. An den Grundthemen der Probleme, die Sie mit sich selbst und/oder anderen haben, erkennen Sie Ihren Nachholbedarf an Wissen und Erfahrung. Es ist also durchaus sinnvoll, sich intensiv mit den Themen auseinanderzusetzen, die Ihnen Kummer und Sorgen bereiten. Fragen Sie sich also, wenn es wieder einmal klemmt, was Sie anders machen müssen, damit Ihnen das nie wieder passiert. Was muss ich lassen, damit das gleiche nicht noch einmal geschieht? Was ich machen, damit wieder mehr Sinn in mein Leben kommt?

Schwieriger wird es, wenn es Probleme und Auseinandersetzungen in zwei verschiedenen Bereichen gibt. Nehmen wir nochmals ein Beispiel aus Gruppe D. Sie haben emotionale Probleme mit Egoisten. Oder anders ausgedrückt: Menschen, die nur an sich selber denken und entsprechend handeln, machen Sie wütend. Dann liegt Ihr Nachholbedarf in den Programmen 5 (Emotionen) und 6 (Gemeinschaftssinn). Doch wo ist der Ansatzpunkt? Das hängt vom Ausmaß der Disharmonien ab und kann am besten von Ihnen selbst erkannt werden. Sind Ihre Emotionen besonders disharmonisch? Oder ist eher Ihre Einstellung zu dem, was man Gemeinschaftsinn nennt, das Problem? Der Weg zur Selbstverwirklichung sollte dann in drei Etappen gegangen werden.

Tu erst das Notwendige, dann das Mögliche und suche dann im Geistigen nach dem Unmöglichen. Diese Reihenfolge sollte möglichst eingehalten werden. 1. Was ist notwendig, um mein Problem zu verändern? 2. Welche Möglichkeiten bieten sich an? 3. Erst wenn alle Möglichkeiten ausgeschöpft sind, sollte im Geistigen, also in den Programmen 9 (Spiritualität), 10 (Menschenführung), 11 (Selbsterkenntnis) und 12 (Schöpfung) nach einer Lösung gesucht werden. Hinweise finden sich nicht nur in der gleichen Gruppe, sondern eventuell sogar in mehreren Geist-Programmen. Der sicherste Weg zur Selbstverwirklichung führt nun mal über Körper, Seele und Geist. *Tu erst das Notwendige auf der Körperebene, dann das mit deinem Wissen und deinen Talenten Mögliche auf der Seelenebene. Sollte dies nicht zur Lösung des Problems führen, dann verbinde dich mit dem Geist und erwirkte das Unmögliche.*

Schauen wir uns den möglichen Weg durch die drei Instanzen etwas genauer an. Der Weg in die Erfüllung beginnt damit, den Körper möglichst stark zu machen und gesund zu erhalten, nach dem Motto: In einem gesunden Körper wohnt ein gesunder Geist. Weil die gesundheitliche Ausgangsposition selten optimal ist, sollte das Bestmögliche angestrebt werden. Anders ausgedrückt: Tu alles Notwendige, um deinen Körper in die bestmögliche Ausgangsposition zu bringen, damit er die Not abwenden kann. Dazu gehört auch, sich Wissen über den eigenen Körper und seine Funktionen anzueignen. Das wäre dann Programm 2 und kann auch über das reine Denken hinaus in das wissenschaftliche Denken (Programm 4) gehen. Der Körper ist nun mal die Grundlage unseres Bewusstseins. Geist und Seele machen ihre Erfahrungen in der physischen Welt mit dem Körper und durch den Körper. Unsere fünf Sinne sowie unser Denken und Fühlen sind die Fenster, durch die Geist und Seele die Welt der Erscheinungsformen erleben, und zwar im wahrsten Sinne des Wortes, denn nur über das Leben ist der Geist, ist Gott augenscheinlich mit seiner Schöpfung verbunden. Und wir sind als »Außenposten« der Schöpfung ständig über unsere Seele mit dem Geist verbunden. Achten Sie auf Ihre Träume und Ahnungen. Sie geben Ihnen wichtige Hinweise auf neue Möglichkeiten zur Harmonisierung Ihrer Lebenssituation.

Erst wenn Sie bei Ihrer Spurensuche auf der körperlichen Ebene und in Ihrem Unbewussten nicht weiterkommen, wenden Sie sich an den Geist. Unter Umständen brauchen Sie für die geistige Ebene Hilfe durch einen Menschen, der einen besseren Zugang zum Geist hat als Sie selbst. Bedenken Sie jedoch, dass der Weg über Ihre Selbsterkenntnis und Selbstverwirklichung der einzig wahre ist, denn es ist *Ihr* Weg. Der Körper ist die Basis, auf der sich das menschliche Bewusstsein entwickelt. Ohne das Bestmögliche für unseren Körper anzustreben, werden wir mit seelischen und geistigen Methoden niemals die besten aller möglichen Resultate erzielen. Das gilt auch für die Körper-Programme in den Gruppen B, C und D, nämich Programm 2 (Denken), Programm 4 (Wissenschaft) und Programm 5 (Emotionen). Das Körperliche, das Seelische und das Geistige bedingen sich nun mal gegenseitig. Wir lernen mit unserem Körper, unsere Seele lernt über den Körper und der Geist lernt durch den Körper, den er selbst durch die Entwicklung von Leben erschaffen hat. Die Trinität von Körper, Seele und Geist steht aber auch für Vergangenheit, Gegenwart und eine mögliche Zukunft.

Unserer Körper entwickelt sich durch Erfahrungen und Anpassung in der Welt der Erscheinungsformen. Er ist ein Erfahrungsspeicher. Das Spektrum aller Erfahrungen in der physischen Welt wird als Erbe weitergegeben, als unsere Ahnenreihe. Daher kommen alle Erfahrungen aus der Vergangenheit. Wir leben scheinbar in der Gegenwart, doch alle Entscheidungen werden aufgrund von Erlebnissen getroffen, die in der Vergangenheit gemacht wurden. Somit sind auch alle Erkrankungen das Resultat entsprechender Erfahrungen, die in der Vergangenheit gemacht wurden. Das klingt zunächst irritierend. Wie soll eine Virusinfektion, die wir uns einfangen, etwas mit der Vergangenheit zu tun haben? Doch hätten wir die Erfahrung mit dem Virus schon früher gemacht, hätten wir durch das Überstehen der Krankheit schon damals Immunität erworben und würden nicht mehr daran erkranken. In der Vergangenheit gemachte Erfahrungen schützen uns vor Krankheit und vielen anderen Problemen in der Gegenwart.

Unsere Seele ist der Repräsentant der Gegenwart. Sie übermittelt jetzt und sofort alle körperlichen Symptome an den Geist. Der Geist antwortet immer in der Gegenwart, und zwar über die Seele als Vermittler. Diese geistigen Informationen empfangen wir über Visionen, Intuition und Inspiration. Die Seele verarbeitet diese geistigen Informationen im Verbund mit unserem Planen und Handeln sowie unseren Neigungen und Bedürfnissen, immer mit dem Ziel, Entwicklung, Anpassung und Optimierung in den Programmen zu erwirken.

Der Geist ist zeitlos. Er ist der Programmierer, der Zukunftsgestalter, die kreative Schöpfung. Der Geist sammelt und registriert alle unsere Erfahrungen und leistet mit seiner Liebe Entwicklungshilfe für unser ständig wachsendes Gesamtbewusstsein, unser Höheres Selbst. Das Gute ist, dass wir lernen können, diese liebevolle Entwicklungshilfe wahrzunehmen, und zwar in der Meditation und in Träumen. Und wenn wir uns bemühen, unsere außersinnliche Wahrnehmung zu entwickeln, bekommen wir sogar Sprechkontakt zur geistigen Welt. Aus einem Gebet wird dann ein Dialog.

6 Entwicklung der Programme durch Geistiges Heilen

Im vorangegangenen Kapitel habe ich betont, dass wir durch Selbsterkenntnis lernen. Doch was machen wir, wenn diese Erkenntnis ausbleibt? Wir suchen Hilfe bei anderen Wissenden und Heilern. Eine große Unterstützung bitte die Geistheilung, denn Unvollkommenheiten in allen Programmen zeigen sich in einer schwachen Chakrenkommunikation.

Unter Chakrenkommunikation versteht man den Informationsaustausch zwischen den Chakren. Dieser Informationsaustausch ist genauso essenziell wie die Abstimmung aller organischen Funktionen unseres Körpers. Auf einer hohen feinenergetischen Ebene werden zwischen den Chakren mehr Informationen ausgetauscht, als es im Nervensystem möglich ist. Hier geht es nicht nur um körperbezogene Informationen, sondern auch um das ganze psychosomatische Geschehen und zusätzlich um die Verbindung zum Geist.

Programmdefizite können über Chakrenverbindungen gut diagnostiziert werden. Die meisten Defizite ergeben sich aus Verbindungschwächen zwischen Milz- und Scheitelchakra, Milz- und Halschakra sowie Milz- und Stirnchakra. Auf der körperlichen Ebene entwickeln sich daraus Verdauungsprobleme und Stoffwechselerkrankungen, Probleme mit den Enzymen und Hormonen sowie Allergien und darüber hinaus viele psychosomatische und psychische Erkrankungen. Die gesamte Heilkunde tut sich mit diesen Erkrankungen schwer, auch die Geistheilung, weil sich dahinter ein sehr weit verbreitetes Problem verbirgt, nämlich die Unzufriedenheit mit der eigenen Lebenssituation und mit dem Umfeld, einschließlich der Familie. Es ist die eigene Schwäche, die eigene Unerfahrenheit, die Angst und Probleme heraufbeschwört.

Störungen zwischen den oben genannten Chakren sind nur durch mehrere Behandlungen nacheinander zu beheben. In den Tagen zwischen den einzelnen Behandlungen, wenn die gestörten Verbindungen wieder kommunizieren, lernen die unbewussten Schichten, sich selbst zu korrigieren. Arbeiten die zuvor gestörten Chakren nach der Behandlung wieder normal zusammen, ist die innere Zerrissenheit spontan behoben. Die Seele erkennt die Ausgewogenheit und versucht sie zu erhalten. Doch sehr oft bleibt es bei dem Versuch und die alten Probleme flammen wieder auf. Warum die Heilkorrektur nur selten bei von Dauer ist, vermag ich nicht zu sagen, es muss aber einen Grund dafür geben. Meine Vermutungen gehen dahin, dass Kommunikationsschwächen zwischen dem Milzchakra und den drei oberen Chakren einen Hinweis auf Minderwertigkeitsgefühle geben, die wiederum Angst, Aggression und Depression erzeugen. Wir sind wieder bei Programm 5 in Gruppe D. Viele der Betroffenen brauchen Hilfe von Psychologen, Lebensberatern und Heilern. Aus der eigenen Schwäche heraus können die Emotionen nicht aufgefangen werden und sind mit Logik oder rationalen Denken nur schwer zu erklären. Weil kein linearer Lernprozess zu erkennen ist, sind wir den eigenen Schwächen im Gesamtgefüge unserer persönlichkeitsbildenden Eigenschaften hilflos ausgeliefert. Wir können sie nicht einordnen und doch sind Emotionen ein Bestandteil unserer Entwicklung. Sie sind nun mal das Feuer des Lebens.

Das Chakrensystem des Menschen

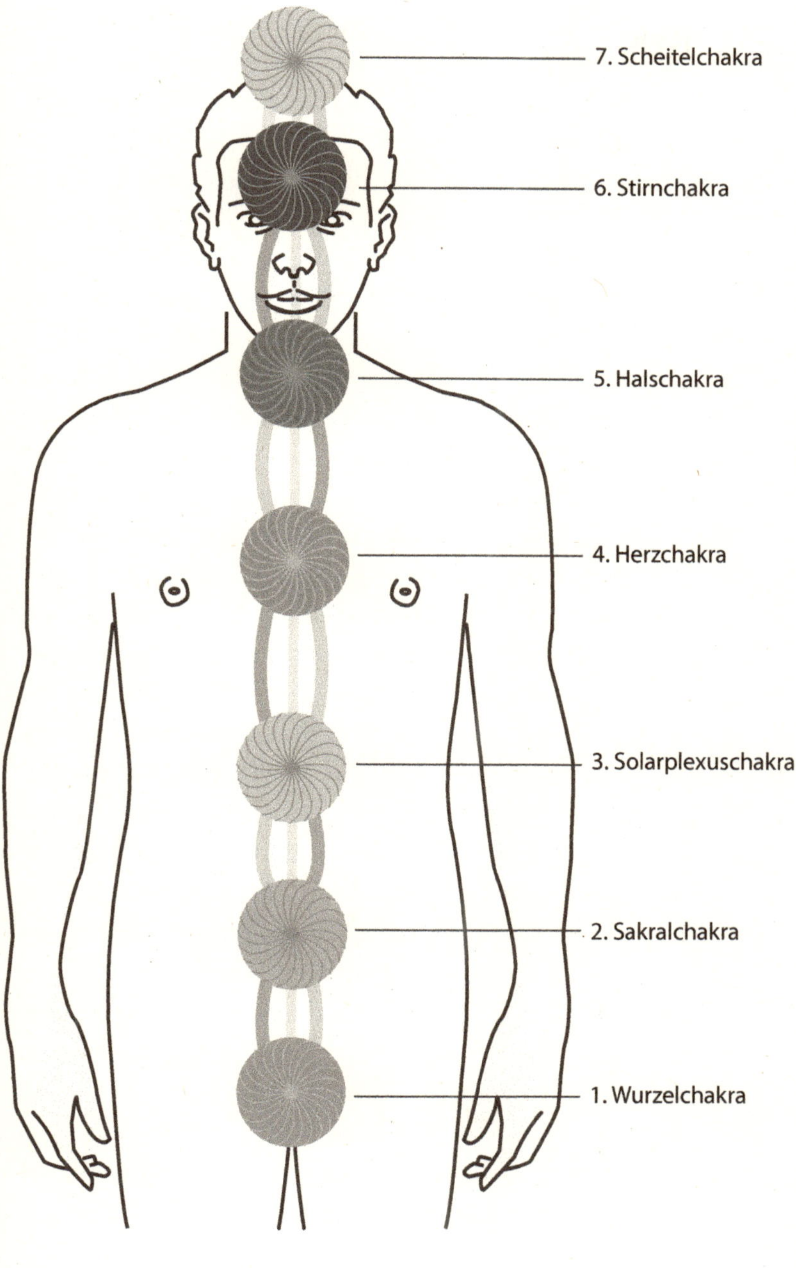

Wir mögen sie nicht, brauchen sie aber. Wir genießen sie in der Liebe, wir verurteilen sie im Hass. Sie können uns schützen, aber auch vernichten. Sie gehören zum Leben und wir müssen lernen mit ihnen klarzukommen. Schnelle und spontane Harmonie ist bei emotional stark aufgeladenen Menschen allerdings nicht zu erwarten.

Heiler und Klient brauchen Geduld, besonders wenn es Rückschläge gibt, und die bleiben nicht aus, denn die Seele benutzt die neuen Erkenntnisse sofort und testet sie in emotionalen Auseinandersetzungen. Die Gefühlswelt reagiert anders als das mentale Bewusstsein, aber daraus etwas über gut oder schlecht, intelligent oder dumm abzuleiten wäre falsch. Es kommt immer auf die Entwicklung aller zwölf Programme an, und diese Entwicklung basiert immer auf Erfahrung. Unerfahrenheit stört immer die Harmonie in den Programmen und zeigt sich dann als Kommunikationsschwäche zwischen den Chakren. Dies gilt für einen sehr emotionalen Menschen genauso wie für einen weniger emotionalen.

Wir kommen nicht umhin, Erfahrungen mit Emotionen zu sammeln, auch wenn es wehtut. In diesem Entwicklungsprozess ist das geistige Heilen ein Beschleunigungsfaktor und es lohnt sich, ihn einzusetzen. Es wäre aber kurzsichtig, nur die vier genannten Chakren zu betrachten. Auffällig sind sie zwar schon und augenscheinlich bieten sie einen guten und schnellen Weg in ein erfülltes Bewusstsein. Dabei dürfen wir aber nicht vergessen, dass es immer auf ein geordnetes Zusammenwirken aller Chakren und Programme ankommt.

Wir sollten auch erkennen, dass die Betonung bestimmter Wesenszüge mit allen Konsequenzen bei vielen Menschen von der Seele durchaus gewollt ist. Denn genau diese Betonung bringt mehr Dynamik in die Entwicklung des Bewusstseins. Wir können sagen, dass Emotionen jeden Lernprozess beschleunigen, auch wenn wir sie nicht mögen. Die Erfahrungen, die ich in Gesprächen und mit mehr oder weniger erfolgreichen Behandlungen gemacht habe, sagen mir, dass die vom Geist und von der Seele eingeschlagene Entwicklungsrichtung nicht durch Umerziehen oder gar Manipulation verändert werden kann. Als Heiler haben wir lediglich die Möglichkeit, Menschen auf ihrem Weg zu begleiten. Ändern können wir den Weg nicht. Das kann der Betroffene nur selbst tun. Als Heiler und Lebensberater liegen wir immer richtig, wenn wir erkennen, dass wir nur die Richtung angeben können, gehen muss der Klient den Weg selbst. Wenn wir immer danach trachten, Sinn von Unsinn zu trennen und keine Empfehlungen zu geben, die nicht auf eigenen Erfahrung basieren, aber Vertrauen in den Entwicklungsprozess des Klienten haben, dann ist eine Heilung über die Chakren eine ausgezeichnete Hilfe für den Klienten und stärkt seine Selbstverwirklichung in allen Programmen.

Das einzige Problem bei der Sinnfindung ergibt sich daraus, dass wir sind alle Solisten sind. Jeder Mensch ist von seiner seelisch-geistigen Verfassung her einmalig. Heiler und Lehrer können uns zwar den Weg zeigen, aber gehen müssen wir in selber. Haben Sie Vertrauen und gehen Sie mit wachen Sinnen an die Selbstverwirklichung heran. Sie bekommen immer Hilfe, und die kann aus ganz unterschiedlichen Quellen kommen: ein Buch, ein Vortrag, ein Gespräch, ein Traum oder ein Lichtblick, eine Vision. Solchen Zufällen sollten wir nachgehen, denn sie zeigen uns den Weg in die Erfüllung, den wir dann ganz auf uns gestellt gehen sollten. Glauben Sie nie, dass irgendjemand diesen Weg für Sie gehen kann. Kein Arzt, kein Weisheitslehrer, keine Lebensumstände können das. Einen hohen Stellenwert für die Harmonisierung ihrer Persönlichkeit hat die Geistheilung. Ein erfahrener Geistheiler erkennt über die Chakren und deren Kommunikationen Schwächen Ihrer Persönlichkeit, Ihrer Programme. Geistige Heilweisen, etwa eine Harmonisierung der Chakren und ihrer Verbindungen, sind gleichbedeutend mit einer Harmonisierung der Programme. Das heißt, sie beleuchten nur den Weg, den Sie gehen sollten. Bedenken Sie immer, dass niemand für Sie leben und Ihren Weg für Sie gehen kann.

Den Sinn des Lebens und Ihres eigenen Daseins werden Sie erst erkennen, wenn Sie in allen Programmen ein hohes und gleichzeitig ausgeglichenes Niveau erreicht haben und ganz eintauchen in das Bewusste, das Unbewusste und das Überbewusste. Das könnte man auch Erleuchtung nennen. Doch auch hier ist Vorsicht geboten. Wer von sich behauptet, er sei ein Erleuchteter oder ein Auserwählter, ist mit großer Wahrscheinlichkeit nichts dergleichen. Nur das Umfeld kann beurteilen, ob jemand mit Wissen und Weisheit gesegnet ist.

An dieser Stelle möchte ich nochmals betonen, dass meine Betrachtungen zu den zwölf Programmen auf meiner Erfahrung und den daraus gewonnenen Erkenntnissen beim spirituellen Heilen basieren.

7 Gesetze zwischen Geist und Materie

Es hat Jahre gedauert, bis ich die Gesetzmäßigkeiten erkannte, die mich zu den zwölf Programmen führten. Doch ohne Lehrer und jahrelange Meditation über den Satz »Ich möchte wissen, um zu helfen« hätte ich keine praktischen Erfahrungen beim Heilen sammeln können und schon gar keine brauchbaren Erklärungen über Heilungsabläufe gefunden. Doch bis es soweit war, sollte es Jahre dauern.

Obwohl ich selbst schon beachtliche Erfolge beim geistigen Heilen hatte, konnte ich mit naturwissenschaftlichem Denken keine brauchbare Erklärung dafür finden, wie es geschieht und welche Informationen zu den Regulierungen führen. Selbst die am Anfang des Buches genannten Bezugszahlen – 1 für die Einheit, 2 für die Polarität, 3 für Körper, Seele und Geist und 4 als Grundstruktur unser Welt der Erscheinungsformen – reichten nicht aus und die Entwicklung in den zwöf Programmen ließen keine Rückschlüsse auf die Dynamik und Sinnhaftigkeit der Praxis zu. Immer wieder fragte ich mich: Was ist Leben? Was ist Bewusstsein? Ist Geist gleich Bewusstsein? Und vor allem: Wie wirkt die Geistheilung? Alle Abläufe, alle Entwicklungen in der Natur, alle Erscheinungsformen um uns und in uns folgen bestimmten gesetzmäßigen Abläufen, doch beim geistigen Heilen gibt es Prozesse, die unseren vertrauten Erfahrungen widersprechen. Das, wonach ich suchte, waren Erkenntnisse oder sogar Gesetzmäßigkeiten, die Wunder beim Heilen begründen können.

Eines ist sicher, die meisten Anwendungen, ob mit Handauflegen, Heilmeditation, Gebet, Chakraenergie oder mit Hilfe von Geistwesen, sind eine Stimulation zur Selbstregulation, eine Aktivierung der Selbstheilungskräfte und somit noch halbwegs erklärbar. Doch es gibt auch die hin und wieder auftretenden Spontanheilungen, die sich jeder Gesetzmäßigkeit und Logik entziehen, besonders dann, wenn sich Gewebe materialisiert oder Körpersubstanz einfach auflöst. Je mehr von diesen Spontanheilungen ich beobachtete und selber bei Behandlungen erlebte, umso deutlicher wurde mir bewusst, dass das Wundersame an einer Spontanheilung die Schnelligkeit ist, mit der körperliche Reaktionen ablaufen. Es scheint, als laufe jede Art von Regeneration und Heilung wie im Zeitraffer ab. Immer wieder stellte ich mir die Frage: Wie oder durch was ist es möglich, die zeitlichen Abläufe einer Heilung derart zu beschleunigen? Mit den bekannten Naturgesetzen sind Spontanheilungen nicht zu erklären, ja verbieten sich sogar. Hinzu kommt, dass Geistheilung im Unsichtbaren stattfindet. Wenn wir dabei trotzdem etwas sehen, spüren oder erleben, ist es eine Botschaft aus einer anderen Dimension, einer Dimension, die wir nicht kennen, die aber in unsere Erscheinungsebenen hineinwirken kann, und das bringt natürlich weitere Erklärungsnot mit sich. Je nach persönlicher Einstellung betrachten wir das dann als Humbug, Spinnerei, Zauber oder Wunder. Wir können aber auch einfach daran glauben. Doch das mit dem Glauben ist auch so eine Sache. Ein forschender Intellekt gibt sich nicht damit zufrieden er hinterfragt. Weil das bei mir und einigen meiner Klienten auch der Fall war, suchte ich dort, wo das Phänomen herkommt. Ich bat den Geist um eine Erklärung. Ich meditierte mit meiner Formel: Ich möchte wissen um zu helfen. Ich möchte wissen, wie wir uns mit unserem Verstand die Wirkungsweise der Geistheilung erklären können.

Während ich sonst, wenn ich in der Meditation um Hilfe bat, fast immer spontan Erfolg hatte, blieb die Antwort diesmal aus. Erst einige Wochen später, ich hatte schon fast aufgegeben, bekam ich eine Antwort, die alle meine Erwartungen übertraf. In einer tiefen Meditation entstand eine Astralprojektion. Ich befand mich in einem Schulungsraum mit etwa zwanzig Personen und einem Lehrer. Der Lehrer sagte: »Wir haben euch hier zusammengerufen, weil ihr die Frage gestellt habt: Wie funktioniert Geistheilung?«

Der erste Teil des Satzes, »wir haben euch hier zusammengerufen«, sagt einiges über das Phänomen der Synchronizität von Ereignissen aus. Oft werden Erkenntnisse, Entdeckungen und Erfindungen zu ein und demselben Zeitpunkt von mehreren Personen an verschiedenen Orten und ganz unabhängig voneinander gemacht. Werden wir öfter, als wir es wissen, in einer Art astraler Schulung von der geistigen Welt informiert? Die weitere Erklärung fiel dann aber eher deprimierend aus:

»Diese Frage können wir euch nicht beantworten, weil ihr nicht wisst, was Leben ist. Außerdem habt ihr nur ein begrenztes Bewusstsein, könnt die Begriffe Ewigkeit und Unendlichkeit also nicht klar erfassen. Ewigkeit ist nicht nur, dass alles immer sein wird, sondern auch schon immer war. Das etwas oder alles ohne Anfang und Ende existiert, ist für eure Denken eine nicht zu lösende Herausforderung, meint ihr doch, dass alles einen Anfang und ein Ende hat. Auch dass das Universum unendlich ist, kann in eurer Vorstellung nur mit immer größeren Maßeinheiten begrenzt werden. Dies gilt auch für unendliche Kleinheit, Punkte oder Raum. Ihr könnt euch nicht vorstellen, dass etwas ohne Ausdehnung im Raum existiert, und doch ist so etwas existent und hinterlässt eine Wirkung.

Wir werden euch aufgrund eures begrenzten Bewusstseins ein Modell anbieten, das nicht ganz die Wirklichkeit wiedergibt, aber doch eure Frage beantworten kann. Wir machen euch einen Vorschlag: Nennt das, was ihr als Gott, kosmisches Bewusstsein, Weltenlogos oder Schöpfer bezeichnet, unendlich schnelle Schwingung. Wenn etwas unendlich schnell schwingt, werden Raum und Zeit aufgehoben und zur Einheit. In der unendlich schnellen Schwingung ist Vergangenheit, Gegenwart und Zukunft das *ewige Jetzt.* Gott als unendlich schnelle Schwingung ist somit zu jeder Zeit und an jedem Ort des Universums präsent. Wir meinen, mit diesem Schwingungsmodell könnt ihr auch mit eurer Denkweise die Kreativität der Schöpfung erkennen.«

»Gott als unendlich schnelle Schwingung ist der kreative Geist. Die Energie und die Materie, das physische Universum ist der passive Geist. Aus der unendlich schnellen Schwingung, dem Gottesbewusstsein (Ebene 1) wird der kreative Geist nach universellen Gesetzen in für euch wahrnehmbare Schwingungen transformiert. An einer bestimmten Stelle dieser Transformation entsteht eine Vermittlung, ein Übergang zum passiven Geist (Ebene 2). Das physische Universum wird erschaffen. Hier beginnt die Beseelung. Alles und die Beseelung ist vom kreativen Geistes erschaffen worden (Ebene 1). Und das Gottesbewusstsein kann sich nun über diese Vermittlung in das physische Universum, den passiven Geist hinein verwirklichen. Alles, was ihr als Individualseele erlebt, ist eure Wirklichkeit. Die Wirklichkeit ist der Prozess der Transformation vom kreativen zum passiven Geist, einschließlich der seelischen Vermittlung. Eure Aufgabe ist es, die aus dem kreativen Geist kommenden Informationen in die Materie zu tragen und diesen Transformationsprozess zweimal zu wiederholen: vom Geist zur Seele (Ebene 2)

SCHÖPFUNGSPROZESS • SCHWINGUNGSMODELL

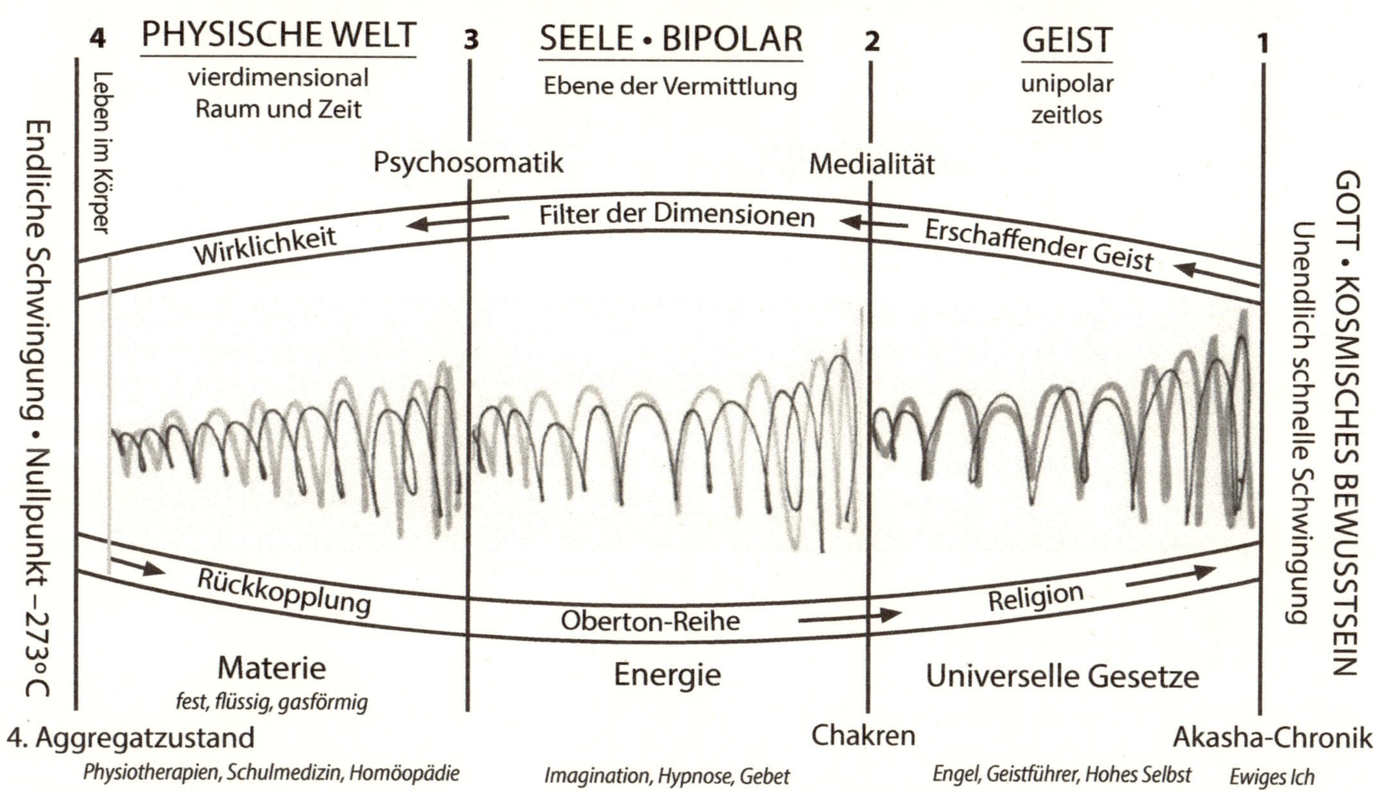

und von der Seele zur physischen Welt (Ebene 3). Der kreative Geist wird, vermittelt durch die Seele, hauptsächlich über das Chakrensystem empfangen und dann in andere Energiesysteme eures Körpers geschleust, und zwar bis in alle physischen Funktionen hinein (Ebene 4).

Dieser universelle Prozess der Transformation von der unendlich schnellen Schwingung bis in das Physische hinein beinhaltet einen Selbstregulierungsprozess, der den Schöpfungsgedanken verwirklichen lässt. Auf jeder Ebene der Verdichtung von der unendlich schnellen Schwingung bis in die Materie nimmt der Geist, der Leben erzeugt, begierig jede Information aus dem Umfeld auf, die zur Selbstregulation führt. Diese Selbstregulierung funktioniert bei allen Lebewesen, denn Leben ist letztendlich Geist und auf Vollkommenheit durch Selbstregulation ausgerichtet.

Jede transformierte geistige Information einschließlich ihrer Wirkung kann als Schwingung dargestellt werden. Alles schwingt, alles ist Rhythmus und jede Schwingung, jeder Rhythmus erzeugt Obertöne im anorganischen wie im organischen Bereich. Über die Obertonreihen, die immer höher und schneller schwingen, bis ihre Schwingung unendlich schnell wird, bekommt der kreative Geist, das Gottesbewusstsein, alle Informationen aus der »Wirklichkeit« zurück. Diese Rückbindung (Lateinisch *religio*) führt bei euch zu den Religionen, die eine Rückkehr zum göttlichen Bewusstsein versprechen. Eure gegenwärtige Aufgabe als hochqualifizierte Seelen besteht darin, diesen Prozess bewusst zu erleben und gleichzeitig kreativ daran mitzuarbeiten. Deshalb habt ihr den freien Willen und könnt selbst bestimmen, in welchem Bereich Ihr Erkenntnisse sammelt. Das kann im physischen und naturwissenschaftlichen Bereich geschehen, im metaphysischen oder religiösen Bereich, aber auch in anderen oder mehreren Bereichen gleichzeitig. (Hier sind die zwölf Programme gemeint, ohne dass sie in der

Durchsage direkt angesprochen werden.) Der freie Wille bringt aber auch Probleme mit sich. Es kann sein, dass eure konservative Einstellung (für mich eine Lernblockade, also ein Problem in Programm 2) verhindert, dass ihr nicht nach neuen Erkenntnissen und Erfahrungen strebt und eure innere Größe nicht erkennt, sondern euch klein macht und zum Spielball eurer Umwelt werdet. Der einzige Weg zur Vollkommenheit, die auch mehr Gesundheit bedeutet, führt über die Bewusstwerdung eurer seelischen Kraft. Die Seele, die den Körper belebt, ist auf der einen Seite ihrer Existenz angebunden an den kreativen Geist, an die unendliche Kraft, die alles Leben spendet. Diese Kraft und Information trägt sie auf die andere Seite eurer Existenz, in eurer physisches Dasein. An dieser Stelle möchten wir betonen, dass euer Gehirn ein Instrument des kreativen Geistes ist und daher in der Lage, aus diesem zu schöpfen und zu lernen. Wenn euch bewusst wird, wie der Selbstregulierungsprozess stattfindet, könnt ihr den Wunsch danach aus eurer Gegenwart heraus zur Rückbindung an das Göttliche einsetzen. Die Selbstregulation über eure Seele (seelisches Bewusstsein) muss aus dieser Rückbindung kommen.«

Auf einige Hinweise, die nichts mit Heilung zu tun hatten, folgten schließlich weitere Erklärungen zu geistigen Heilweisen und der Einordnung ganz verschiedener Heilsysteme in das Schwingungsmodell:

»Eure Fragen beziehen sich hauptsächlich auf Heilmethoden und die Möglichkeiten, sie zu erlernen. Jeder Mensch besitzt heilende Kräfte und verfügt über die Möglichkeit, in irgendeiner Weise heilend, heil machend, heiligend auf andere Menschen einzuwirken. Doch wie dies geschieht und welche Wirkung es hat, kann sehr unterschiedlich sein. Es hängt von eurer Einstellung ab, wie ihr euer Wissen, euer Können und eure Glaubenssätze einsetzt. Dabei ist die Methode zweitrangig. Wahres Heilen ist immer eine Informationsübertragung, die zur Selbstregulierung führt. Die Informationsträger können sehr unterschiedlich sein. Angefangen von Allopathie (ganz dem Körper zugewandt), über Homöopathie, Bachblüten oder Musiktherapie (in den höheren Schwingungen der Materie oder darüber hinaus) – je nach Anwendung können sie in den dumpfen oder höheren Schwingungen der Materie wirken, bis hin zur psychisch seelischen Schwingung mit Akupunktur, Farb- oder Psychotherapie, Suggestion, Heilhypnose oder heilmagnetische Behandlungen mit verschiedenen Methoden. Eure Einstellung und Absichten können sich auch der geistigen Informationen zuwenden: im Gebet und Fürbitte, in der Kommunikation mit einem Geistführer, Engel oder Arzt aus dem Jenseits. Alle Methoden auch solche die nicht erwähnt wurden, übertragen Heilinformation, wenn in ihrem Wirkungsbereich Unvollkommenheiten liegen und korrigierbar sind.« Diese Korrekturen, egal mit welcher Methode, ob sie nun körperbezogen oder psychisch-seelisch sind, gehen immer mit verbesserten Werten in den Programmen und Chakren einher. Denn Dramen, Krankheit und Not in unserem Leben geschehen nur durch Unvollkommenheiten in den Programmen und zeigen sich als Singnatur in den Chakren und auch in den Meridianen.

In weiteren Erklärungen wurde auch gesagt, dass der Geist unter bestimmten Bedingungen zeitliche Abläufe verdichten, verkürzen oder verlängern und auch ganz aufheben kann. Wir wurden auch darauf hingewiesen, dass es im Schöpfungsprozess des Lebens zwei Vermittlungszonen gibt, die bei Unerfahrenheit des Körperbewusstseins (dazu gehört auch das Denken) und bei Unwissenheit im seelischen Bewusstsein den größten Teil aller Entgleisungen, Nöte und Krankheiten verursachen, nämlich die Transformation vom Geist zur Seele (Ebene 2) und die von der Seele zum Physischen (Ebene 3). Nach meiner Erfahrung führen Transformationsschwächen auf Ebene 2 zu einer Verfehlung des Lebenssinns. Es handelt sich hier um die Schwächen und notwendigen Entwicklungsaufgaben, die wir in den zwölf Programmen wiederfinden. Die andere Schwachzone (Ebene 3) ist uns bekannt. Hier entwickeln sich alle psychosomatischen Erkrankungen, und das sind die meisten aller Erkrankungen. Natürlich können Übertragungsschwächen gleichzeitig auf beiden Ebenen bestehen.

Das Beheben solcher Übertragungsschwächen bedarf natürlich sehr unterschiedlicher Anwendungen und Heilmethoden. Jeder Therapieansatz muss zusätzlich mit Informationen unterstützt werden. Weil Probleme auf diesen beiden Vermittlungsebenen (Ebene 2 und 3) auch etwas mit Unerfahrenheit oder Unwissenheit zu tun haben, ist Heilung nur durch Bewusstseinserweiterung und Lernen möglich, denn Unwissenheit kann man nicht wegheilen. Kommen die Probleme von Ebene 2, dann dürften sich die Unvollkommenheiten in den zwölf Programmen widerspiegeln und deutlich machen, welche menschlichen Eigenschaften noch weiterentwickelt werden müssen.

Bei psychosomatischen Erkrankungen (Ebene 3) können Nachschlagewerke zu diesem Thema zwar Informationen über den Hintergrund der jeweiligen Krankheit geben, aber auch hier wird sich zeigen, dass es ohne Bewusstseinserweiterung, eigene Erfahrung und die Veränderung bestimmter Ansichten und Verhaltensweisen nicht geht. Nur mit Erkenntnissen, die immer in Richtung Vervollkommnung gehen sollten, lassen sich menschliche Schwächen im Körperlichen wie im Seelischen beheben. Bioenergetisches und geistiges Heilen sind bei diesen Entfaltungsprozessen eine hervorragende Stütze, denn jede Harmonisierung im energetischen Netzwerk setzt neue Gedanken, Gefühle und Wünsche frei. Starre Verhaltensweisen können erkannt und aufgebrochen werden und die neue Sichtweise hilft bei der Suche nach Erfüllung.

8 Die harmonikalen Gesetze

Das Schwingungsmodell hatte mir zwar Klarheit über geistige Heilvorgänge gebracht, aber die Übertragungen konnte ich gedanklich immer noch nicht einordnen. Ich glaubte fest daran, dass die unsichtbaren Vorgänge beim geistigen Heilen erklärbar würden, wenn ich die Gesetzmäßigkeiten fand, die ihnen zugrundeliegen. Der Durchbruch auf der Suche nach Erklärungen kam, als ich mich mit den sieben harmonikalen Gesetzen auseinandersetzte, die von dem Musikwissenschaftler Hans Kayser (1891-1964) beschrieben wurden und die ihrerseits auf den Erkenntnissen des Hermes Trismegistus (Thoth) basieren, den sogenannten hermetischen Gesetzen. Die sieben harmonikalen Gesetze gelten im gesamten Kosmos und auf allen Ebenen des Seins. Sie regeln die uns bekannte Natur aller Dinge aus dem Hintergrund und bestimmen somit die Physik in ihren Grundstrukturen. Mir als Geistheiler erklären sie, wie Geistheilung funktioniert und wie die Schöpfung wirkt.

Erstens: Alles ist bipolar. Im gesamten Kosmos bestimmt die Polarität alle Erscheinungsformen, auch unser begriffliches Denken.

Zweitens: Alles schwingt und pulsiert. Die Natur kennt keine gleitenden Strukturen, nur Intervallproportionen.

Drittens: Es gibt die Obertonreihe. Alles, was schwingt, schwingt in höheren Oktaven mit und pflanzt sich bis zur unendlich schnellen Schwingung fort.

Viertens: Jede Schwingung kann in zwölf Intervalle eingeteilt werden. Wir kennen die Oktave mit zwölf Halbtonschritten, die zwölf Stunden der Uhr, die zwölf Monate, die zwölf Tierkreiszeichen, die zwölf Apostel oder die zwölf Jünger Jesu.

Fünftens: Es wird unterschieden zwischen Konsonanz und Dissonanz, Resonanz und Interferenzen.

Sechstens: Der Goldene Schnitt. In der Musik ist es die Unterscheidung zwischen Dur und Moll. Die Musik in Dur und Moll mit ihren kleinen Schwingungsdifferenzen zeigt uns, dass die Melodie noch wohlklingend bleibt, obwohl die Frequenzen der Schwingungen leicht verändert wurden. Diese Schwingungsdifferenz, wie wir sie bei Dur und Moll haben, gilt auch als Toleranzwert für alle anderen Schwingungen dieser Welt. Sie stellt die mögliche Abweichung innerhalb von Gesetzen dar, ohne die Gesetze zu verletzen.

Das Verhältnis der Schwingungen von Dur und Moll entspricht der Toleranz bei Veränderungen und Abweichungen von den Gesetzen, ohne dass diese infrage gestellt oder verletzt werden.

Siebtens: Das Gesetz des Lambdoma besagt, dass es wiederkehrende Muster bei Schwingungen und Zahlenreihen in Mathematik und Physik gibt. Und weil alles schwingt, gibt es im gesamten Universum wiederkehrende Muster.

Wenn wir davon ausgehen, dass Gesundheit und Wohlbefinden gleichbedeutend sind mit Harmonie in Körper, Seele und

Geist, dann müssten die harmonikalen Gesetze, die auch in uns wirken, Auskunft über Krankheit und Heilung geben können. Zunächst möchte ich Sie auffordern, materielle Betrachtungen über Krankheit und Heilung hintanzustellen. Geistiges und bioenergetisches Heilen ist energetische Information und somit unsichtbar. Ich gehe davon aus, dass Leben Geist ist. Wir sind nicht unser Körper, wir haben einen Körper. Das geistige Bewusstsein nutzt alle physikalischen Möglichkeiten, um den chemischen Körper zu steuern. Streng genommen hat noch niemand das geistige Leben in uns gesehen. Wir sehen nur, was es in der Materie bewirkt.

Schauen wir uns die harmonikalen Gesetze in Bezug auf unser Leben an.

1. Alles ist bipolar.

Es gibt oben und unten, hell und dunkel, Mann und Frau, Geist und Materie. In unserer Welt hat alles einen Gegenpol. Und selbst Gott, der Alleinige, hat einen Gegenpol, nämlich die Vielzahl seiner Schöpfung. Die Welt der Gegensätze bietet uns die Erklärung, dass unsere physische Wirklichkeit auch als Idee im Geist vorhanden sein muss. Auf den Menschen bezogen ist es unser Höheres Selbst.

Die Polarität ist in uns, und sie ist um uns in allen Erscheinungsformen zu finden. Diese universelle Struktur der Schöpfung wird in der östlichen Weisheitslehre Taoismus mit Yin und Yang beschrieben. Aus dieser Polarität können wir auch ableiten: Wenn es in unserer Welt ansteckende Krankheit gibt, muss es auch die ansteckende Gesundheit geben! Für mich ist Geistheilung ansteckende Gesundheit. Energetisch gesehen gibt es nur zwei krankmachende Disharmonien, nämlich Überfunktion und Unterfunktion, aber die Polarität bietet uns auch eine Erklärung für Spontanheilungen. Wenn es die Zeit gibt, gibt es auch das Zeitlose, das ewige Jetzt, den Gegenpol zum Materiellen in der geistigen Welt. Spontanheilungen sind demnach auf geistiges Wirken aus dem ewigen Jetzt zurückzuführen und schalten beim geistigen Heilen bestimmte Zeitabläufe in der materiellen Welt aus oder verändern sie wahrnehmbar.

2. Alles ist Schwingung.

Es gibt nichts Gleichbleibendes, alles ist Rhythmus und ständiger Wandel. Dies gilt für das ganze Universum in allen Erscheinungsformen von Materie und Energie. Auch das Leben selbst ist pulsierende, schwingende Information.

Bioenergetisches und geistiges Heilen nutzt Schwingungen und Vibrationen, und weil Schwingungen zur Informationsübertragung zwischen dem Geist und dem Leben in der Materie eingesezt werden, können sie auch für Regulierungen beim Heilen genutzt werden. Das Leben ist ebenso wie geistiges Heilen schwingende Information. Und der Heilungsprozess führt durch Anpassung an diese Information zur Selbstregulation, auch in den Programmen.

3. Das Gesetz der Obertonreihe.

Alles im Universum ist Schwingung (zweites Gesetz). Und alles, was schwingt, bildet Obertöne und auch Untertöne. Die Obertonreihe, das Verdoppeln und Verdoppeln von Schwingung, führt bis in die unendlich schnelle Schwingung. Diese unendlich schnelle Schwingung ist das ewige Jetzt, das kreative, schöpferische, kosmische Bewusstsein.

Sie ist Gott. Über die Obertonreihe sieht und hört Gott alles. Über die Untertonreihe kann sich der schaffende Geist Gottes kreativ kundtun. So bietet dieses Gesetz die einzigartige Möglichkeit einer Kommunikation zwischen den Weltengeist und seiner Schöpfung.

In der unendlich schnellen Schwingung der aufgeschwungenen Obertonreihe wird alles eins und gleichzeitig werden in der unendlich schnellen Schwingung Raum und Zeit aufgehoben. Die unendlich schnelle Schwingung ist das ewige Jetzt. Raum und Zeit, wie wir sie kennen, existieren in der unendlich schnellen Schwingung nicht. Alles ist eins. Alles ist das kosmische Bewusstsein, ist Gott und er ist dadurch zu jeder Zeit an jedem Ort unserer Welt präsent. Aus unserer Welt fließen die Informationen über die Obertonreihe bis hin zur unendlich schnellen Schwingung und von hier aus dirigiert der Weltengeist über die Untertonreihe (die polare Gegenseite der Obertonreihe) die universellen Gesetze und das ganze Universum. Aus dieser schöpferischen Kraft gewinnt die Geistheilung alle Informationen.

4. Jede Schwingung ist durch 12 teilbar.

In der Musik sind es die 12 Halbtöne der Oktave, wir haben keine dezimale, sondern die 12-Stunden-Uhr, die 12 Monate, die 12 Apostel, die 12 Tierkreiszeichen – im Dutzend geht alles besser. Diese Zwölferteilung kommt in fast allen Bewegungen, Strukturen und Schwingungen vor und ist auch die Grundlage für unsere zwölf Programme, die Bewusstseinsstrukturen des menschlichen Gesamtbewusstseins.

Auch das Chakrensystem mit den sieben Hauptchakren hat zwölf Ein- und Austrittsöffnungen.

5. Es gibt Konsonanz und Dissonanz, Resonanz und Interferenz.

Unser technisches Zeitalter mit Rundfunk, Fernsehen, Internet gäbe es ohne das fünfte harmonikale Gesetz gar nicht. Wahrscheinlich wäre ohne dieses Gesetz auch kein Leben möglich. Ohne Resonanz gäbe es bei der Informationsübertragung keine Wechselwirkung.

Geistiges Heilen ist nur über dieses und mit diesem fünften harmonikalen Gesetz möglich. Indem er sich in den Klienten einfühlt und mit ihm in Resonanz geht, kann ein Heiler durch Erspüren der Dissonanz am Krankheitsgeschehen teilnehmen. Dann kann durch Mitteilen (Konsonanz) eine Heilinformation übertragen werden. Durch Einfühlen können Dissonanzen, also kranke Schwingungen erspürt und mit Interferenz gelöscht werden.

Dieses fünfte Gesetz wirkt beim geistigen Heilen mit dem ersten und dem dritten Gesetz zusammen. So wird deutlich, dass es bioenergetisch gesehen nur zwei Erkrankungen gibt: Überfunktion und Unterfunktion, das Geben und das Empfangen von Informationen. Weil Energie immer vom höheren zum niederen Potenzial fließt, fließt die Energie bei einer Überfunktion vom Kranken zum Heiler. Bei einer Unterfunktion fließt sie vom Heiler zum Klienten. Geistiges Heilen ist also nicht nur Geben, sondern auch Nehmen und bekommt durch dieses Gesetz seine volle Berechtigung.

6. Die Unterscheidung von Dur und Moll.

Werden die Frequenzen in einem Musikstück nur geringfügig verändert, nämlich von Dur auf Moll, kann es uns trotzdem gefallen. Erst wenn wir etwa 4 Prozent über die

Schwingungsdifferenz von Dur und Moll hinausgehen, klingt alles disharmonisch. Diese Toleranzwerte gelten in vielen Bereichen der Schöpfung, auch bei Genveränderungen die zu Mutationen führen. Wenn Abweichungen oder Veränderungen innerhalb der Toleranz liegen, bleibt das Leben erhalten. Ist der Fehler jedoch zu groß, beispielsweise bei der Vererbung, besteht Lebensgefahr für das ungeborene oder neugeborene Kind.

Beim Einfühlen während einer geistigen Heilung können energetische Dissonanzen, die zu einer Krankheit führen können, schon wahrgenommen werden, wenn sie diesen Toleranzbereich überschreiten, auch dann, wenn noch keine physischen Krankheitsmerkmale vorhanden sind. Kleinste Abweichungen im bioenergetischen Gefüge sind also bereits dann energetisch diagnostizierbar, wenn sie als Dissonanz spürbar werden und die Gefahr besteht, dass diese energetische Abweichung zu körperlichen Fehlfunktionen führen würde.

7. Das Gesetz des Lambdoma.

Dieses Gesetz besagt, dass bei langen Reihen von Additionen, etwa 18 + 18 + 18 und so weiter, wiederkehrende Zahlenkombinationen entstehen. Gleiches gilt beim Subtrahieren und für andere mathematische Reihen, etwa 15 x 15 x 15 etc. Es gilt ganz besonders für alle Arten von Schwingungen und natürlich auch für das dritte harmonikale Gesetz, das der Obertonreihe. Das Gesetz des Lambdoma gibt Hinweise darauf, wann und wo in den Schwingungen von Materie und Energie ein Aufschaukeln durch wiederkehrende Muster zu erwarten ist. Die Amplituden der jeweiligen Schwingung erhöhen sich spontan. Dabei zeigen sich aufgrund der jeweiligen Dichte oder Energieart atypisch wiederkehrende Impulse.

Auch in der physischen Welt wirkt das Gesetz des Lambdoma. Deshalb können auf dem Meer aus Windwellen Monsterwellen entstehen. Bei physikalischen Schwingungen kennt man so genannte Piks, plötzlich auftretende spontane Erhöhungen in der Energiedichte. In der Homöopathie ist dieses Gesetz die Grundlage für die Wirksamkeit der Mittel. Bei der Herstellung von homöopathischen Mitteln entsteht nach einer bestimmten Anzahl von Verschüttelungen eine erhöhte Informationsdichte. Fällt die Schwingung der Potenzierung (die Ursubstanz wird dabei mehrfach verdünnt und verschüttelt) mit der Informationsdichte der Ursubstanz zusammen, entsteht eine erhöhte Wirksamkeit durch energetische Überlagerung, wobei jede Substanz ihre eigene energetische Überlagerung in spezifischer Potenzierung und Informationsdichte hat. Je näher die Schwingung der unendlich schnellen Schwingung kommt, umso höher ist die mögliche Wirkung durch mehrfache Überlagerung. Selbst zeitliche Abläufe unterliegen diesem Phänomen. Wir erleben eine zeitliche Potenzierung als besonders glückliche Phase.

Zeitliche Abläufe können nach dem siebten harmonikalen Gesetz eine gewisse Informationsdichte entwickeln. Der Volksmund spricht in diesem Zusammenhang vom rechten Augenblick, von der Gunst der Stunde oder von Sternstunden. Spontane Veränderungen oder Erhöhungen der Schwingung fördern die Intuition, sorgen für Geistesblitze. Menschen mit entsprechend hoher Resonanzfähigkeit können diese energetische Dichte aufrechterhalten. So entsteht Medialität. So kommen jene Visionen und Durchsagen zustande, die viele Heiler empfangen.

Nach meiner Erfahrung sind alle Spontanheilungen das Ergebnis einer spontanen Erhöhung in den Schwingungen. Das Gesetz des Lambdoma erlaubt diese außergewöhnlich stark erhöhte Energie und Informationsdichte. Auch Energie, Raum und Materie sowie die Zeit, also alle Strukturen und Erscheinungsform in unserem Universum können spontanen Veränderungen unterliegen. Es gibt in der Schöpfung nichts Gleichbleibendes, alles ist der Veränderung unterworfen, weil der grade, gleichbleibende Weg in der Welt der Schwingungen nicht möglich ist.

So unwahrscheinlich es klingt, das Zusammenwirken der sieben harmonikalen Gesetze lässt eine Veränderung der scheinbar so fest strukturierten biologischen Abläufe zu. Doch dazu ist Medialität notwendig, eine bewusste, feste Anbindung an die geistige Welt, an die unendlich schnelle Schwingung. Ich möchte diese scheinbare Unmöglichkeit so erklären, wie ich sie beim geistigen Heilen erlebe.

In meditativer Entspannung gehe ich eine Verbindung mit meinem geistigen Helfer ein und habe dadurch eine Anbindung an das ewige Jetzt im zeitlosen Raum. Dies ist ein Vorgang, der nach dem Gesetz der Obertonreihe abläuft. Dann schicke ich mental ein Bild von dem, was verändert werden soll, »Allergie auslöschen« beispielsweise. Wenn ich dabei das Gefühl habe, dass eine erhöhte Schwingung entsteht (Gesetz des Lambdoma), bitte ich um eine geistig wirkende Heilkorrektur aus dem ewigen Jetzt (unendlich schnelle Schwingung). Diese wird dann direkt und spontan in das körperliche oder auch psychische Geschehen übertragen. Dies gelingt nicht immer oder ist nicht immer erlaubt, doch in vielen Fällen wirkt es und es kommt zu einer spontanen Regulierung.

Die sieben harmonikalen Gesetze wirken untereinander und miteinander und regulieren aus dem Unsichtbaren alle Abläufe in der dreidimensionalen Welt, einschließlich der Zeit – bis hin zur Gunst der Stunde. Auch der geistige Heilstrom, der über die Hände oder über Chakraenergien fließt, entwickelt seine optimale Regulierung nur dann, wenn die energetischen Strukturen von Heiler und Klient im Einklang oder in Resonanz sind. Dabei müssen vom Geist bis zur Materie die Bedingungen der harmonikalen Gesetze erfüllt sein. Nur dann sind Wunder zu erwarten.

Ein Beispiel: Eine Klientin mit Leberkrebs wurde von mir mehrmals ohne nennenswerten Erfolg behandelt. Selbst der Kontakt mit meinem Geistführer brachte keinen brauchbaren Hinweis auf Heilanwendungen. Zu einem späteren Zeitpunkt meldete sich mein Geistführer während eines Gruppengesprächs in einem Seminar und sagte: »Jetzt können wir sie heilen.« Ich legte meine Hände auf die Leber der Klientin und ein Energiestrom erfasste uns. Es dauerte nur wenige Minuten. Danach hatten die Klientin und ich erhöhte Temperatur, wir schwitzten. Doch das Wunder war geschehen: Der Tumor war weg.

Was will ich mit diesem Beispiel sagen? Das Wunder der Heilung geschah, als die geistige Kraft, die Klientin und ich in ein harmonikales Wirkungsfeld gerieten und, verbunden über Obertöne und Untertöne, ein gemeinsames Feld mit dem Geist bildeten. Solche spontanen Einbrüche aus einer höheren Ordnung sind es, die im wahrsten Sinne Ordnung als Heilung entstehen lassen. Geistiges Heilen, dieses Wieder-in-Ordnung-bringen, kann nur über Obertöne und Untertöne und mit dem Gesetz des Lambdoma erklärt werden. Oder wir bleiben bei der einfachen Erklärung und sagen: Für Gott ist alles möglich.

Hieraus ergibt sich die Frage: Wie kann beim geistigen Heilen ein solches Feld aufgebaut werden, mit dem man die Gunst der Stunde nutzen kann? Meine Erfahrungen zeigen mir, dass der Heiler zunächst in allen Energiesystemen des Klienten – Nerven, Meridiane und Chakren – für ein harmonisches Miteinander sorgen muss. Dazu gehört auch das Einbeziehen der zwölf Programme, die das Denken und die Meinung des Kranken ebenso beeinflussen wie sein Vertrauen und seinen Glauben an Heilung. Dabei stellen ungelöste Konflikte und Lebensdramen sowie Schockerlebnisse ein ernstes Hindernis dar, wenn es darum geht, eine energetische Harmonisierung als Vorbereitung für die Heilung aufzubauen. Doch das Gute ist, dass dieser Energieaufbau erlernt werden kann, vom Heiler *und* vom Klienten.

Seit mehr als vierzig Jahren praktiziere ich das Heilen nach diesem System und lehre es auch. Seit 1998 wird die harmonisierende Lehre auch von Dozenten der von mir gegründeten *Schule der Geistheilung nach Horst Krohne*® weitergegeben.

Die Grundidee ist folgende: Damit geistige Heilenergie fließen kann, sollten alle Chakren und als Folge daraus auch Nervenenergie und Meridianenergie in einen ausgewogenen Zustand gebracht werden. Wenn das gelingt, ist die Wahrscheinlichkeit groß, dass die geistigen Heilinformationen fließen und auch wirken. Besondere Aufmerksamkeit muss auf das Chakrasystem gelegt werden, weil es für die Heilung eine übergeordnete Bedeutung hat. Jedes Chakra hat eine bestimmte Funktion in Bezug auf den Körper und die bioenergetischen Prozesse, die Selbstregulation und auch die Heilung.

Das erste Chakra (Wurzelchakra) steht für die atomare Struktur. Bei Veränderungen im Gewebe bis hin zur Entmaterialisation und Materialisation muss als Erstes das Wurzelchakra harmonisch aktiviert werden. Diese Stabilisierung vor der Heilung ist auch für alle anderen Chakren wichtig.

Das zweite Chakra (Sakralchakra) ist zuständig für die Körperchemie, den Säure-Basen-Haushalt sowie Ausscheidung und Entgiftung.

Das dritte Chakra (Milzchakra) ist zuständig für die Verdauung, für den Stoffwechsel. Es ist außerdem zuständig für alle Mikroorganismen, unter anderen die Bakterien im Darm.

Neben der Darmflora werden auch die Mitochondrien in den Zellen von hier aus mit Informationen versorgt.

Das vierte Chakra (Herzchakra) ist für die Heilung und alle Zellfunktionen zuständig. Weil die Zelle die Grundlage unseres Lebens ist, ist dies das wichtigste Heilchakra. Es steuert das Immunsystem und die Zellregeneration und hat die Informationen darüber, wie alles sein sollte (Matrix und geistiges Körperbewusstsein).

Das fünfte Chakra (Halschakra) ist für die die Regulierung und Steuerung der Organfunktionen untereinander zuständig. Es dirigiert das Meridiansystem und in weiten Teilen auch unsere Psyche.

Das sechste Chakra (Stirnchakra) ist zuständig für das Gehirn, einschließlich des Denkens, sowie für die fünf Sinnesorgane. Darüber hinaus steuert es das Nervensystem.

Das siebte Chakra (Scheitelchakra) ist zuständig für Bewusstseinserweiterung und Anbindung an ein höheres Bewusstsein und sollte daher bei Glaubensfragen, ungelösten Konflikten und verdrängten Dramen stabilisiert werden. Dieses Chakra kann nur über die sechs anderen Chakren stabilisiert werden, niemals direkt.

Eine gelungene Stabilisierung und Harmonisierung des Chakrensystem führt bei einem Drittel aller Klienten bereits zu einer deutlichen Verbesserung ihres Zustandes. Nur wenn sich alle Systeme in einem ausgewogenen Zustand befinden, kann der Heiler als Vermittler um Heilung bitten. Ist der Heiler auch in der Lage, das Chakrensystem außersinnlich zu sehen, dann besteht die Möglichkeit oder es ist durchaus wahrscheinlich, dass er die Gunst der Stunde erkennen und nutzen kann.

Wenn das Chakrensystem dynamisch ausgewogen ist, kommt es manchmal vor, dass im Scheitelchakra Lichterscheinungen auftreten. Ein Flackern, ein Pulsieren, eine Art Bereitschaft für etwas Außergewöhnliches wird angezeigt. Mehrmals konnte ich, wenn ich dieses Pulsieren bei Heildemonstrationen sah, sagen: »Jetzt wird es eine spontane Heilung geben«, und es geschah.

Ich möchte aber noch einmal darauf hinweisen, dass man solche Einbrüche aus dem Geist trotz Harmonisierung der Chakren nicht erzwingen kann. Als Heiler kann ich nur Vorarbeit leisten und so etwas wie eine harmonische Plattform im Chakrensystem erwirken. Das ist aber keine Garantie für spontane Regulierungen. Die Gunst der Stunde, der richtige Augenblick entzieht sich dem menschlichen Willen weitgehend.

Meine Erfahrungen haben mich gelehrt, dass höhere Intelligenzen zwar die klare Absicht haben, mit uns zusammenzuarbeiten, eine solche Zusammenarbeit aber niemals erzwungen werden kann. Sie wird allerdings auch nicht dadurch zustande kommen, dass wir einfach passiv bleiben und darauf warten, dass etwas geschieht.

Anderseits dürfen wir niemals vergessen, dass uns die Schöpfung einen freien Willen gegeben hat. Das Schicksal kann durchaus zulassen, dass uns ein plötzliches Unheil oder eine Krankheit eine heilsame Lehre erteilt, damit wir unser Verhalten ändern. Erst wenn wir unsere Entscheidungsfreiheit dazu benutzen, durch Selbsterkenntnis Änderungen in unserem Denken und Verhalten vornehmen, wird die Hilfe kommen. Oft von ganz allein. *Hilf dir selbst, dann hilft dir Gott.*

Mehrmals musste ich erleben, dass die Krankheit selbst nicht sofort geheilt wurde. Dafür veränderten sich die Bedingungen so deutlich, dass sich die Seele des Menschen mit den ihr zur

Verfügung stehenden Mitteln selber heilen konnte. Von der Natur ist uns eine Kraft gegeben, die wichtiger ist als das Heilen. Es ist die Notabwendung, die das Notwendige unternimmt, damit es erst gar nicht zur Krankheit kommt.

Bevor in einem Gebet oder einer Fürbitte um Heilung gebeten wird, sollte alles versucht werden, um über Selbsterkenntnis und Selbstverwirklichung in die Notabwendung zu kommen. Erst wenn dies nicht gelingt, sollten wir als Heiler um geistige Hilfe bitten. Nur in der Selbstverwirklichung erkennt der Mensch den Weg in die Freiheit, in die Anpassung, in die Immunität. Selbsterfahrung ist der beste Schritt in Richtung Lebensverbesserung. Und diesen Schritt kann niemand für uns gehen. Selbsterfahrung und Selbstverwirklichung bedeuten auch: Ich habe meine Programme harmonisiert und kann sie jetzt besser anwenden und verwirklichen.

Der Erfolg der modernen Geistheilung, wie ich sie verstehe und wie sie in der *Schule der Geistheilung nach Horst Krohne*® gelehrt wird, zeigt sich besonders bei allen psychosomatischen Erkrankungen. Und die größten Erfolge sind bei Allergiebehandlungen zu verzeichnen. Allergie ist der typische Vertreter einer psychosomatischen Erkrankung. Nach meinen Erfahrungen können 60 Prozent der Allergiker spontan von ihren Problemen befreit werden. Weitere 30 Prozent müssen mehrmals behandelt werden, bis die die Störung verschwindet. Nur ein kleiner Teil der Allergiker kann nicht von der Geistheilung profitieren.

Allergie entsteht durch Angst oder Erregung und ist bis auf wenige Ausnahmen ein Problem mit Programm 5 (Emotionen). Beides sind Faktoren, die im Bewusstsein des Körpers und der Seele Turbulenzen erzeugen. Als Folge davon geraten Regeneration, Körperabwehr und Selbstheilungskräfte völlig außer Kontrolle. Werden diese Turbulenzen in den bioenergetischen Feldern harmonisiert, tritt die Selbstregulation spontan wieder in Kraft. Der Mensch verliert seine Allergie. Hierüber habe ich ausführlich in meinem Buch *Heilende Hände bei Allergie* geschrieben.

Eine Frage dürfte noch offen sein, nämlich woher die Informationen kommen, die zur Heilung führen. Welche Art der Übertragung von Heilinformation ist die richtige? Einmal haben wir die harmonisierende Regulation, die Energieübertragung mit den Händen von Mensch zu Mensch. Dabei spielt nach meinen Beobachtungen die Methode keine Rolle, denn die heilende Information kann viele Wege nutzen. Diese Art der Heilung können wir uns noch vorstellen, denn die wohltuende Erfahrung von Berührung haben wir alle schon gemacht. Anders sieht es bei Gebeten oder Visualisierungen und in der Meditation aus. Wie entsteht hierbei Wohltuendes? Gehen wir noch einen Schritt weiter. Woher kommen die Informationen, wenn der Heiler eindeutig sagt: »Es kommt nicht von mir, es fließt durch mich hindurch«?

Über das erste harmonikale Gesetz – *Alles ist bipolar* – habe ich gesagt: Die Polarität lässt zu, ja sie fordert sogar, dass es ein geistiges Gegenstück zu unserem Körper gibt, Hnser Höheres Selbst. Nach meiner Erfahrung sind in unserem Höheren Selbst alle Erfahrungen aus allen Leben, die wir durchwandert haben, aufgezeichnet. Und gleichzeitig hat unser Höheres Selbst Kontakt zum kollektiven Bewusstsein. Unser physischer Körper ist die Grundlage für alle weiteren Lernprozesse und dient unserem Höheren Selbst für jede Art von Bewusstseinserweiterung in der Materie. Es gibt einen Plan, in dem aufgezeichnet ist, wie unser Körper mit allen seinen Funktionen sein sollte. Durch die Kraft der Anpassung und Notabwendung ist unser Höheres Selbst in der Lage, sich an die meisten Umweltbedingungen anzupassen. Das Höhere Selbst kann auch als der geistige Teil unserer Existenz verstanden werden oder als unser göttlicher Funke. Zusammen mit unserem Lebensplan versucht unser Höheres Selbst die Selbstverwirklichung. Kommt es durch widrige Umstände, die sehr unterschiedlich sein können, zu keiner Erfüllung, dann schöpfen alle geistigen Helfer aus diesem oben genannten Plan. Unter gewissen Bedingungen kann dieser Plan von den geistigen Helfern an die erschwerten gegebenen Bedingungen angepasst werden.

Betonen möchte ich an dieser Stelle nochmals, dass man eine Allergie nicht einfach wegheilen kann, ohne ihre Ursachen oder Hintergründe aufzudecken, die in den Programmen zu finden sind. Ein begleitendes Gespräch ist also immer notwendig.

9 Wege der Heilung

Anpassung reicht nicht immer um abzufedern, was das Leben so bringt. Dazu gehören auf der einen Seite die kollektiven Dramen und Umstände und auf der anderen unsere fehlgeleitete Willensfreiheit, die oft zu Entwicklungen führt, die im Widerspruch zu unserem Lern- und Lebensplan, unseren Programmen stehen und unliebsame Ereignisse hervorrufen. Dies geschieht meistens dann, wenn wir nicht unseren eigenen Erfahrungen folgen, sondern der Meinung anderer. Diese Fremdeinflüsse verursachen Disharmonie in den energetischen Feldern und können zu Krankheit und Not führen. Der Lebenssinn wird verfehlt und es kommt zu Turbulenzen in den eigenen Programmen, nämlich im Zusammenwirken der persönlichen Talente und des eigenen Unvermögens.

Im Falle einer Erkrankung kann ein Geistheiler prüfen, ob es möglich oder notwendig ist, über geistige Helfer heilende Korrekturen in die Programme einfließen zu lassen. Als Geistheiler haben wir keine Macht, in die Entscheidung über eine Programmveränderung einzugreifen. Wir können nur darum bitten und auf der physischen Seite durch Gespräche, Energieaufbau und Harmonisierung eine Grundlage für Selbsterkenntnis schaffen. Mehr steht uns nicht zu.

Ein großes Thema bei vielen Erkrankungen ist mangelhafte Vergangenheitsbewältigung. Dabei spielen Dramen, Schockerlebnisse und Zeiten der Lieblosigkeit eine besondere Rolle. Weil wir nicht in der Lage sind, die Vergangenheit zu verändern, bleibt uns nur die Möglichkeit, unsere Einstellung zu vergangenen Ereignissen zu verändern.

Doch das ist leichter gesagt als getan. Grund dafür sind die in vergangene Erlebnisse eingebundenen Emotionen. Unsere mentale Einstellung ist wandelbar. Auch wenn das Denken nachtragend ist, können wir unsere Einstellung durch neue Erkenntnisse verändern. Mit unseren Emotionen ist es anders. Sie sind nicht so einfach durch neue Erkenntnisse zu verändern. Unsere Ratio hat nur begrenzte Möglichkeiten, sie zu beeinflussen. Deshalb bleiben viele, an Emotionen gebundene Konflikte bestehen, flammen wieder auf, wenn bestimmte Entscheidungen anstehen und beeinflussen so aus der Vergangenheit unsere Gegenwart. Wurde unser Unvermögen emotional aufgeladen, als wir mit Problemen konfrontiert waren und sie nicht lösen konnten, wird es in einer ähnlichen Situation wieder emotional reagieren. Alte Emotionen bremsen unser gegenwärtiges Entscheidungspotenzial.

Hat der Mensch aber inzwischen gelernt, mit seinen Emotionen besser umzugehen, werden die alten ungelösten Konflikte unter Umständen gelöst. Mangelnde Aufarbeitung der Vergangenheit blockiert unsere Bewusstseinserweiterung. Die Frage ist nun, welche Programme wir durch neues Wissen verbessern müssen. Ist es Programm 2, das Denken? Ist es Programm 5, der Umgang mit Emotionen? Oder Programm 8, das Heilen von fehlgeleiteten Lebensprozessen? Leider gibt es hier keine Patentrezepte. Konflikte, Lebensumstände und der Entwicklungszustand der Programme sind bei jedem Menschen anders. Nicht immer ist der Betroffene in der Lage, sein Unvermögen richtig einzuschätzen. Nur so viel ist für alle richtig und für den Erfolg wichtig: Die starken Programme, die Talente, müssen genutzt werden, denn sie können aus ihrer Stärke heraus die schwachen Glieder des Gesamtbewusstseins erweitern. Wenn wir *das* tun, was wir können, haben wir Erfolg und sind zufrieden. Wenn wir etwas tun, was wir *nicht* können, sind wir zunächst unzufrieden, weil wir keinen Erfolg haben. Wenn wir das tun, was wir können, und *nebenbei* noch etwas, was wir bisher nicht beherrschen, wird die Zufriedenheit über unseren Erfolg auf dem einen Gebiet den eventuellen Misserfolg auf dem anderen erträglicher machen. Doch viele Menschen wagen den Schritt in die eigene Unvollkommenheit erst gar nicht. Sie haben Angst zu *versagen.* Diese Versagensangst hat ihre Gründe, besonders wenn Versuche, die eigene Unwissenheit zu überwinden, schon einmal fehlgeschlagen sind oder eine Position, die man innehat, jeden Vorstoß in diese Richtung verbietet. Man könnte sich ja blamieren oder lächerlich machen.

Eine Möglichkeit, die schwachen Programme in den Programmen zu erkennen, bietet uns der menschliche Körper. Der größte Teil aller Erkrankungen ist psychosomatischer Natur. Der Körper ist das Resonanzfeld unseres Bewusstseins, ein Abbild unserer gesamten Persönlichkeit. Nicht nur aus einem Krankheitsgeschehen, sondern auch daraus, wie wir unseren Körper benutzen und bewegen, können wir entsprechende Rückschlüsse ziehen. Wir lernen mit dem Körper, über den Körper und durch den Körper, wie das folgende Beispiel deutlich macht.

In einem meiner regelmäßig stattfindenden Gesprächskreise ging es hauptsächlich um Autoimmunerkrankungen. Auf meine Frage, ob jemand mit einer derartigen Krankheit anwesend sei, meldete sich eine Teilnehmerin. Sie erzählte, dass sie eine Augenentzündung und angeschwollene Speicheldrüsen habe. Laut der letzten ärztlichen Diagnosen war es eine Autoimmunerkrankung. Betrachten wir die psychosomatischen Faktoren für die Augen und den Speichel, hätte ihre Erkrankung folgenden Hintergrund.

Augenentzündung bedeutet: Was ich gesehen habe, erregt mich, ärgert mich, erzürnt mich. Der Speichel gibt uns die

Möglichkeit zu schlucken. Wenn sich die Speicheldrüsen entzünden, gibt es etwas, das nicht hingenommen, nicht geschluckt werden kann. Es bleibt im Hals stecken. Bei einer Autoimmunerkrankung sind die Entzündungen eine Art Selbstbestrafung. Man ärgert sich über sich selbst, weil man nicht imstande war, die Situation zu beherrschen, damit klarzukommen, sie hinnehmen oder zu schlucken.

Auf meine Frage, wann sich die Symptome zu zeigen begannen, sagte sie: »Vor fünf Jahren.« »Und welche schwerwiegenden Ereignisse gab es davor?« »Mein Mann ist gestorben, dann meine Mutter und auch meine Schwiegermutter. Innerhalb eines Jahres sind drei mir liebe Menschen nacheinander verstorben. Seitdem mache ich mir ständig Vorwürfe und frage mich: »Was habe ich falsch gemacht? Wie viel Schuld habe ich an dem tragischen Ableben von drei Personen? Wir waren eine sehr eng verwobene Familie.«

Als Heiler höre ich oft von solchen Schicksalen und werde den Eindruck nicht los, dass derart konzentrierte Dramen kein reiner Zufall sind. Auch wenn diese leidvollen Erlebnisse schwer zu verstehen sind, fand ich öfter Hinweise darauf, dass sie dem Denken, Fühlen oder Handeln dienen. Es werden Themen deutlich, die in die richtige Richtung weisen, wenn es um Selbsterkenntnis und Bewusstseinserweiterung geht. Wenn man sich auf die Suche nach solchen Dramen macht, zeigt sich meistens, dass es schon im ersten Lebensjahrzehnt Hinweise gab, die das noch junge Leben auf bewusstseinsformende Ereignisse vorbereitet haben. Deshalb schaute ich bei ihr nach, was der Lebenskalender in den ersten Lebensjahren anzeigte.

Im fünften Lebensjahr fand sich ein Hinweis auf Ereignisse, die mit Leben und Tod zu tun hatten. Als ich fragte, ob sie sich an diese Zeit erinnern könne, sagte sie: »Als ich fünf Jahre alt war, wurde meine Mutter sehr schwer krank und kam in ein Krankenhaus. Meine Tante, die damals für mich sorgte, erklärte mir mehrmals, meine Mutter würde wohl sterben. Doch nach mehreren Wochen fand man ein Medikament und meine Mutter wurde wieder gesund. Jetzt, wo Sie mich darauf ansprechen, muss ich gestehen, dass ich die ganzen Jahre immer Angst gehabt hatte, meine Mutter könnte sterben.« In einem weiteren Einzelgespräch mit ihr kam noch heraus, dass die ständige Sorge, ihre Mutter könnte sterben, eine intensive Fürsorglichkeit bei ihr ausgelöst hatte. Diese Fürsorglichkeit führte dazu, dass sie sich nach dem Ableben von drei Angehörigen Vorwürfe machte, nicht genug für diese Personen getan zu haben. Genau diese gegen sich selbst gerichteten Vorwürfe waren es, die der eigene Körper übernahm und eine Autoimmunerkrankung entwickelte.

Die Frage ist nun: War das Kindheitsdrama der Auslöser, der zu der Autoimmunerkrankung führte, oder nur ein Hinweis auf die seelischen Schwächen, die in diesem Leben überwunden werden sollten? Auskunft darüber bekam ich wie immer über die Chakren-Kommunikation. Zwischen dem Herz- und dem Halschakra fand kein harmonischer Informationsaustausch mehr statt. Im Gegenteil, Disharmonie trennte die beiden Zentren. Zwischen Liebe und Heilung (Herzchakra) und Entscheiden und Handeln (Halschakra) herrschte kein Gleichklang. Ihre persönliche Einstellung zu ihrer Mutter und die Tatsache, dass sie sich Sorgen machte, sie habe es vielleicht an Zuwendung mangeln lassen, weisen auf Unvollkommenheit in den Programmen 5 (Umgang mit Emotionen) und 6 (Gemeinschaftssinn) hin. Wir haben es also mit einem Menschen zu tun, der seine Entwicklung in der Gruppe D sucht.

Ich sprach deshalb mit ihr über sinnvolles gefühlsmäßiges Verhalten gegenüber nahestehenden Personen und den Umgang mit zwischenmenschlichen Neigungen und Bedürfnissen. Für mich war klar, dass die Lösung ihres Problems im geistigen Teil der Gruppe D zu finden war, im dienenden

Mitwirken an der Schöpfung. Unbewusst hatte sie das bereits selbst erkannt, denn sie war schon seit vielen Jahren in gemeinnützigen Vereinen tätig. Sie diente dem Kollektiv, half uneigennützig anderen Menschen. Nachdem wir über dieses Thema gesprochen hatten, konnte ich das gestörte Verhältnis zwischen ihrem Herz- und ihrem Halschakra mit geistiger Hilfe erfolgreich ausgleichen. Eine Kontrolle nach vier Tagen ergab: keine gereizten Augen mehr und ein wesentlich besserer Speichelfluss. Weil auch die Verbindung zwischen den beiden zuvor gestörten Chakren in einem guten Zustand geblieben war, konnte ich davon ausgehen, dass sich in ihrem Bewusstsein etwas verändert hatte. Die Aggression gegen den eigenen Körper wurde eingestellt, eine Autoimmunerkrankung war nicht mehr festzustellen.

Es ist immer wieder erstaunlich, wie verändert ein Mensch wirkt, nachdem sein mentales und sein emotionales Bewusstsein durch Gespräche freier geworden sind und wenn nach der Behandlung wieder Harmonie zwischen den Chakren herrscht. Ungereimtheiten in den Chakren sind ernstzunehmende Hindernisse für Harmonie, Zufriedenheit und Bewusstseinsentfaltung. Nur ein ausgewogenes Chakrensystem ermöglicht Zugang zu allen Programmen und fördert Harmonie und Selbstverwirklichung. Es zeigt sich immer wieder, dass das Bewusstsein erst bereit ist, Neues zu lernen, wenn das Zusammenspiel im Chakrensystem harmonisch ist. Ohne Harmonie in den Chakren können die zwölf Programme mit den Unterprogrammen nur schwer oder gar nicht verändert werden. Disharmonie in den energetischen Feldern führt zu immer gleichartigen, ständig wiederkehrenden Problemen und auf der körperlichen Ebene in die chronische Erkrankung.

Der Geist beherrscht die Materie und könnte jedes Problem auf der Stelle lösen, doch manchmal scheinen die Lebensumstände zu verhindern, dass immer sofort eine harmonische Lösung gefunden wird. Bestimmte erschwerte Bedingungen führen dazu, dass die eigenen Bewusstseinskräfte nicht mehr in der Lage sind, alle Probleme zu erkennen und in Harmonie aufzulösen. Das liegt am Verbund unseres Körpers mit dem Weltgeschehen, an den materiellen Bedingungen des Lebens. Das Kollektiv und die Natur erschweren oft eine gradlinige harmonische Entfaltung des einzelnen Menschen und seiner Lebenseinstellung. Solche übergeordneten Herausforderungen können die Möglichkeiten des Geistes, sofort eine Lösung in der Materie zu bieten, übersteigen. Dann wird der Weg, der über geistige Erkenntnisse aus einem nicht selbst verursachten Problem führt, immer länger, bis alle Umweltfaktoren es möglich machen, das Ziel zu erreichen. Eine lange Leidenszeit kann entstehen, die gleichzeitig als Prüfung der eigenen Leistungsfähigkeit zu verstehen ist. Hier nutzt unser Gesamtbewusstsein einen einfachen aber erkenntnisreichen Weg.

Bei so schwer zu beherrschenden disharmonischen Tendenzen wird die Problemlösung auf eine andere Ebene verschoben, nämlich von der geistigen auf die seelische Ebene. Hier wird über selbst kreierte zwischenmenschliche Konflikte im Kollektiven wie im Persönlichen nach möglichen Lösungen gesucht. Das bedeutet, dass einzelne Programme mit verschiedenen Argumenten aktiviert, forciert, verschoben und neu bestimmt werden. Es wird nach Gleichgesinnten gesucht, in der Familie sowie in Parteien, Verbänden und anderen Gemeinschaften. Je nach persönlicher Einstellung kann daraus eine Art Protestbewegung entstehen, aber auch eine ernsthafte Suche nach harmonischen Lösungen. Solche Konflikte geben einen guten Einblick in die Stärken und Schwächen der zwölf Programme.

Gelingt es nicht, das Problem auf der seelischen Ebene zu lösen, also über Veränderungen der psychischen und seelischen Eigenschaften, über Neigungen und Bedürfnisse, allein oder in der Gemeinschaft, wird es auf die körperliche Ebene verschoben. Hier wird es zu unserem ganz persönlichen Problem. Unser Körper gerät in Not und wird krank. Die erste Stufe, auf der das Problem von der geistigen auf die seelische Ebene verlagert wurde, samt den dabei auftretenden Turbulenzen in den Programmen und den entsprechenden Verhaltensweisen, ist gut über die sieben Chakren, die Nebenchakren und ihre Verbindungen zu erkennen. Hier ist ein erfahrener Geistheiler dank seiner Verbindungen zur geistigen Welt durchaus in der Lage, hilfreiche Regulierungen vorzunehmen. Meistens gelingt dadurch eine beschleunigte Entfaltung des persönlichen Potenzials. Sind die Probleme jedoch bereits auf der körperlichen Ebene angekommen, sollte über die Deutung psychosomatischer Erkrankungen eine Erklärung ihrer Ursachen gefunden werden.

Wenn die Disharmonien in einem sehr schwierigen Fall (ich vermeide es, von Krankheit zu sprechen, selbst wenn wir krank sind) alle drei Ebenen betreffen, sollte eine ganzheitliche Lösung gesucht werden. Nur von unten (körperbezogene Heilweisen) ist selten eine durchdringende Regulierung zu erwarten. Bei einem rein physischen Schaden (wenn es den überhaupt gibt), beispielsweise bei einer Vergiftung oder bei Verletzungen durch Naturgewalten oder Katastrophen, die das ganze Kollektiv betreffen, ist eine starke Präsenz der körperorientierten Heilkunde jedoch durchaus sinnvoll.

Eines sollten wir erkennen, nämlich dass alle Krankheiten, alle Ungereimtheiten und alle Probleme, die wir jetzt haben, aus der Vergangenheit kommen.

Die Vergangenheit können wir natürlich nicht ändern, aber wir sollten versuchen, unseren damaligen Mangel an Bewusstsein zu erkennen und uns bemühen, unsere Vorstellungen und Handlungen zu verändern, damit wir die gleichen Fehler nicht immer wieder machen. Angesichts eines Problems können wir uns beispielsweise fragen: »Was muss ich unternehmen, damit mir nicht wieder das Gleiche passiert? Was muss ich tun, damit mir das nie wieder passiert?«

Dabei geht es um ...
tägliche Entscheidungen,
unsere Gedanken,
unsere Vorstellungen,
unsere Emotionen und Gefühle,
unsere Wahrheiten.

Die zwölf Programme bieten uns einen guten Zugang zu unseren Werten und Vorstellungen. Wenn es uns gelingt, unsere Vorstellungen in die richtige Richtung zu verändern, werden wir unser Bewusstsein anheben und die gleichen Fehler nicht noch einmal machen. In Hinblick auf die zwölf Programme empfehle ich meinen Klienten, ihre Vorstellungen in folgenden zwölf Bereichen zu verändern.

1. *Dein Körper und was dich krank und gesund macht.*
2. *Dein Denken, wie du denkst und was du denkst.*
3. *Dein Wirken, dein Handeln in deinem Beruf.*
4. *Dein Wissen und Suchen.*
5. *Deine Angst, deine Liebe und deine Gefühle.*
6. *Deine Beziehungen zum Du, zu Partnerschaft und Gesellschaft.*
7. *Das, was du unter Recht und Ordnung verstehst.*
8. *Wie du Krankheit und Heilung bei dir und in der Natur siehst.*
9. *Dein Glaube und wie du Körper, Seele und Geist verstehst.*
10. *Deine Ansichten über Menschenführung.*

11. *Was du bist und wie du dich siehst.*
12. *Was du der Schöpfung geben möchtest.*

Wenn es gelingt, ein Programm zu verändern, verändern sich die Vorstellungen von den anderen Programmen mit. Wenn ein Programm verändert wird, verändert sich alles, denn alle Programme bedingen sich gegenseitig.

> *Fang noch heute an und verändere deine Welt …*
> *dein Sein, dein Bewusstsein, dein Gewahrsein,*
> *deinen Glauben, dein Verhalten, deine Wahrheiten,*
> *deine Realität.*

Die neue Sicht der Geistheilung, wie ich sie nenne, macht sich an Zahlen und Gesetze gebundene Informationen zunutze, um Hintergründe von Not und Krankheit besser zu verstehen, und gibt gleichzeitig klare Hinweise, auf welche Art und Weise Heilungen einen Sinn ergeben. Hierbei spielt das Aufdecken von Stärken und Schwächen in den zwölf Programmen eine Schlüsselrolle. Doch nur wenn der Heiler und manchmal auch der Klient die Gesetzmäßigkeiten der geistigen Verbundenheit versteht, optimieren sich die Möglichkeiten für sinnvolle Anwendungen. Ich bitte deshalb den Leser und besonders den praktizierenden Heiler, sich ganz bewusst mit den von mir beschriebenen Zahlen und an Schwingung gebundenen universellen Erscheinungsformen auseianderzusetzen. Für mich war das Einverstandensein mit den verschiedenen Systemen der Schlüssel zum Erfolg. Angefangen mit den Zahlen eins bis vier, über das Schwingungsmodel mit den Verbindungen und Schnittstellen zwischen Geist, Seele und Körper bis hin zu den harmonikalen Gesetzen. All das gab mir zusammen mit dem Heilen über die Chakren die Sicherheit, mit den zwölf Programmen neue Wege in der Geistheilung zu gehen.

Doch weil Theorie nicht alles ist, möchte ich in den folgenden Kapiteln einige Fallbeispiele vorstellen, die unter anderem deutlich machen, wie wichtig das Chakrensystem und die Meridiane bei der Problemfindung und für die Heilanwendungen sind. Besonders hilfreich bei der Ursachenfindung ist das Zusammenspiel von Tagesbewusstsein, Denken sowie Meridianen und Chakren. Erst wenn die Zusammenhänge zwischen Körper, Seele und Geist durch Wissen transparent werden, sind sichere Deutungen, Diagnosen möglich. Hartnäckige Erkrankungen, manchmal auch hoffnungslose Fälle, können zurück in die Therapierbarkeit geführt werden.

10 Diagnosen und Behandlungen

Eine 63-jährige Krankenschwester bat mich um Hilfe, besser gesagt, sie fragte nach, ob mit Geistheilung Hilfe für sie möglich sei. Sie hatte Arthrose in den Hüftgelenken und sollte in Kürze ein künstliches Hüftgelenk eingesetzt bekommen. Sie war in einer Reha-Klinik für Orthopädie beschäftigt und überzeugt, dass Arthrose nicht heilbar sei, Außerdem wusste sie, dass nicht alle Operationen gut verlaufen. Mit anderen Worten: Sie hatte Angst vor ihrer Zukunft.

Ihre berufliche Erfahrung und ihr Wissen über ihre Erkrankung sagten ihr, dass Arthrose von der Schulmedizin nicht heilbar ist. Dieses Wissen und ihre Einstellung gehören zu einem Unterprogramm vom Programm 8 (Erkennen und Beheben von Krankheiten beziehungsweise fehlgeleiteten Lebensprozessen). Ihr Wissen über schulmedizinische Behandlungen bei Arthrose führte zu einer einseitigten Betrachtung dieser Krankheit. Und wenn dann noch Erfahrung hinzukommt wie bei ihr, ist eine ganzheitliche Betrachtung auch nicht zu erwarten. So eine Einstellung führt in die Erstarrung und lässt keine neuen Anwendungsmethoden zu. Mir war völlig klar, dass ihre Arthrose mit geistigem Heilen nur dann erfolgreich behandelt werden konnte, wenn sie bereit war, ihre Einstellung und ihre Erfahrung zu überdenken. Die Vorstellung, Arthrose sei unheilbar, musste ich irgendwie aus ihren Kopf bringen. Deshalb zielten meine Gespräche über ihre Erkrankung darauf ab, dass es noch andere Möglichkeiten gibt, eine Erkrankung zu beurteilen.

Im ersten Gespräch musste ich erkennen, dass ich mit einer Erklärung meiner Heilmethoden nicht gegen ihre Berufserfahrung als Krankenschwester ankam. Sie war aber zu mir gekommen und wollte meine Meinung hören. Das machte ich mir zunutze. Weil meine Erklärungen über geistige Heilweisen bei ihr nicht ankamen, gab ich ihr das Buch *Weizenwampe* von dem Präventionsmediziner und Kardiologen Dr. med. William Davis, eine wissenschaftlich fundierte Abhandlung über die Entstehung von Arthrose durch Fehlernährung, und sagte: »Lesen Sie dieses einzigartige Buch und kommen Sie in einer Woche wieder.« Ich setzte darauf, dass die wissenschaftliche Sprache dieses Buches bei ihr zu einem Umdenken führen oder zumindest Zweifel an der Unheilbarkeit von Arthrose aufkommen lassen würde.

In der ersten Sitzung hatte ich mir bereits ihre Chakren angesehen und im dritten Chakra, das unter anderem für das Verdauen der Nahrung zuständig ist, Unverträglichkeiten gefunden. Sie hatte mit großer Wahrscheinlichkeit Probleme mit bestimmten Nahrungsmitteln. Die Messergebnisse waren so zu verstehen, dass sich die Unverträglichkeiten zu einer Stoffwechselstörung entwickelt hatten. Diese wiederum belastete vermutlich die Zellregeneration, weil ich ein gestörtes Verhältnis zwischen dem dritten Chakra und der Zellregeneration, die vom vierten Chakra gesteuert wird, feststellen konnte. Hilfe durch ein Umdenken konnte ich bei ihr nur erwarten, wenn es mir gelang, ihre Talente zu aktivieren. Ihre Talente kamen aus einer starken Verbindung zwischen dem dritten Chakra und dem sechsten und siebten Chakra. Diese Kommunikation wies darauf hin, dass sie noch Interesse am Lernen hatte und ihre Ansicht, Arthrose sei unheilbar, durch neue Informationen revidiert werden konnte.

Nachdem sie das Buch *Weizenwampe* gelesen hatte, verlief das zweite Gespräch meinen Erwartungen entsprechend gut. Der Inhalt dieses äußerst bemerkenswerten Buches hatte seine Wirkung bei ihr nicht verfehlt und so konnte ich ihr meinen Behandlungsplan darlegen. Sie war bereit, wie im Buch vorgeschlagen, auf jede Art von Weizenprodukten zu verzichten, denn ich hatte ihr erklärt, dies sei eine Grundbedingung für meine Behandlungen. Diese Weizenunverträglichkeit hatte ich ja schon bei meinen ersten Messungen vermutet. Folgt man den Erkenntnissen aus dem Buch *Weizenwampe*, dann führen Inhaltstoffe von genmanipulierten Weizen bei vielen Menschen zu einer Degeneration im Knorpelauf- und -abbau, ausgelöst durch Entzündungen, und diese Degeneration führt dann zu einer Arthrose. Ich war mir bei ihr einer Gelenkknorpeldegeneration völlig sicher, hatte ich doch bei einer weiteren Messung herausgefunden, dass es Kommunikationsstörungen zwischen dem Gelenkdegenerationsmeridian und dem dritten und vierten Chakra gab. Das bedeutet, die Zellregeneration in den Gelenken ist zu schwach.

Innerhalb von zehn Tagen führte ich dann drei Behandlungen bei ihr durch. Alle Verbindungen zwischen den Chakren und auch zwischen den Meridianen wurden auf ein vitales, störungsfreies Niveau gebracht. Nach drei Wochen waren ihre Schmerzen fast verschwunden. Sie brauchte keine Schmerzmittel mehr. Nochmals zwei Wochen später erhielt ich einen Brief von ihr:

»Ich bin so dankbar, dass ich durch Sie neue Wege gehen konnte. Die Umstellung meiner Ernährung bekommt mir sehr gut, ich habe keine Schmerzen mehr, juhu. Den Stock brauche ich auch nicht mehr.«

Dieser Fall zeigt, dass Kommunikationsstörungen zwischen den Chakren und verschiedenen Bioenergien, die ja Repräsentanten für alle Programme sind, gut deutbare Diagnosen bieten. Es sind klare Hinweise darauf, in welchen Programmen noch Nachholbedarf besteht. Wie unser Fall außerdem zeigt, kann ein Unterprogramm von Programm 8, in unserem Fall die Schulmedizin, die ja nur ein Teil der gesamten Heilkunde ist, durch ihre Dominanz Heilungen sogar verhindern. Nur weil in diesem Fall eine gute Verbindung zwischen dem dritten und dem sechsten Chakra bestand, war die Bereitschaft vorhanden, auch andere Heilverfahren zu akzeptieren. Bei ähnlichen Erkrankungen von Klienten, die diese Bereitschaft nicht erkennen ließen, konnte ich schon mehrmals nicht helfen mit dem Ergebnis, dass sich Operationen und künstliche Gelenke nicht vermeiden ließen.

Betrachten wir einen anderen Fall: Eine Klientin Mitte 40 bat mich um Hilfe, weil sie etwas über den Hintergrund ihrer Allergien erfahren wollte. Nach Angaben von Ärzten waren neben verschiedenen Lebensmitteln Konservierungsstoffe die Hauptauslöser. Sie litt an Verdauungsstörungen und Hautunreinheiten. Desensibilisierung und Ernährungsumstellung auf Bio-Produkte hatten keine nennenswerten Erleichterungen gebracht. Sie konsultierte Heilpraktiker, Homöopathen, bekam Reiki und Fürbitten, doch nichts half. »Mir kann sowieso niemand helfen«, meinte sie nach den vielen therapeutischen Enttäuschungen. Zu mir kam nicht um geheilt zu werden, sondern weil sie wissen wollte, warum sie diese Krankheit hatte.

Eine solche Klientin ist immer interessant, auch wenn sie wegen der vielen nutzlosen Behandlungen resigniert hatte. Sie bat nicht um Heilung, sondern um Wissen. Ihr war bewusst: Mir kann keiner helfen. Ich muss selbst dahinterkommen, warum ich diese Allergie habe. Sie hatte den entscheidenden Schritt in die Selbstverantwortung getan und bat nicht mehr um Heilung, für die sie selbst verantwortlich war. Das bedeutete: Wissen erwerben für Programm 8, das Erkennen und Beheben von Krankheiten und fehlgeleiteten Lebensprozessen.

Gerade für Allergiker ist dieser Schritt absolut notwendig, denn Allergie ist ein selbstverursachtes Krankheitsgeschehen. Allergie ist weder eine Vergiftung, noch sind irgendwelche Mikromikroorganismen als Krankheitserreger dafür verantwortlich. Allergische Reaktionen sind das Ergebnis von Unverträglichkeiten, von Emotionen und Aggressionen gegen irgendetwas, die dann in die eigenen Selbsterhaltungssysteme übertragen werden. Eine Allergie kann als Wut auf die eigene Unzulänglichkeit angesehen werden und hat durchaus etwas mit Selbstbestrafung zu tun. Und das nur, weil der Weg in die Akzeptanz, in die Verträglichkeit nicht gefunden wurde.

Meine Klientin hatte dies zwar erkannt, doch sie kannte den wahren Hintergrund ihrer allergischen Reaktion nicht und suchte nun Hilfe bei mir. Allergiker und auch sogenannte Austherapierte müssen meiner Erfahrung nach im Gespräch oder in der Diskussion über Krankheitsverursacher besonders vorsichtig aufgeklärt werden. Ein falsches Wort oder die kleinste Schuldzuweisung kann nämlich neue allergische Reaktionen oder gar eine »Heilsperre« auslösen mit dem Ergebnis, dass wir Heiler mit anderen »Versagern« in einem Topf geworfen werden.

Das Problem von Allergikern besteht in der Unfähigkeit zu erkennen, dass gestörte oder belastende menschliche Neigungen und Bedürfnisse, körperliche Reaktionen wie Allergie auslösen. Dahinter ist ein mangelndes Zusammenspiel verschiedener Programme zu erwarten, nämlich Programm 1 (Verbessern körperlicher Strukturen) und Programm 5 (sinnvolles Nutzen der Emotionen), desweiteren Programm 2 (Denken und Verstand entwickeln) um, wie in diesem Fall, das Problem in Programm 8 (Heilen und Anpassung verstehen und leben) lösen zu können. Mir war bewusst, dass ich ihr Vertrauen nur gewinnen konnte, wenn ich vorsichtig im Gespräch herausfand, aus welcher Richtung sie eine Information erwartete.

Also erzählte ich ihr vor dem Hintergrund meiner Erfahrungen, dass es aus meiner Sicht drei verschiedene Entstehungsbereiche für Allergien gibt. Da sind zum einen die körperlichen Reaktionen, die entstehen, weil der Organismus mit bestimmten Substanzen nicht klarkommt, was als Lebensmittelunverträglichkeit beginnt. Diese Unverträglichkeit kann durchaus als angeborene Schwäche betrachtet werden und hat somit nichts mit falscher Lebensführung zu tun, die der Betroffene selbst zu verantworten hat. Dann haben wir die psychisch-seelischen Reaktionen, die sich meistens in zwischenmenschlichen Beziehungen zeigen. Wir stufen andere als unerträglich ein und sagen so etwas wie: »Der oder die macht mich krank, macht mich verrückt.« Und drittens haben wir die seelisch-geistigen Reaktionen, die sich darin äußern, dass wir mit der Umwelt, mit dem Kollektiv nicht klarkommen. Dann sagen wir: »Ich verstehe Gott und die Welt nicht mehr.«

Während ich ihr dies erklärte, beobachtete ich meine Klientin, achtete auf ihre Körperhaltung, das Gesicht und die Augen um herauszufinden, wo sie welche Reaktionen zeigte. Es war eindeutig. Als ich über das Zwischenmenschliche sprach, bemerkte ich eine Unruhe bei ihr. Sie rutschte ein wenig auf dem Stuhl herum und ihre Augen wurden unruhig, als suche sie etwas mit ihren Blicken.

Im weiteren Gespräch vermied ich es ganz bewusst, zwischenmenschliche Probleme anzusprechen, denn wenn diese Auslöser ihrer Allergie sein sollten, müssten meine Argumente schon sehr überzeugend sein. Wer glaubt schon, dass Probleme mit anderen Menschen eine Allergie auf Konservierungsstoffe auslösen können. Deshalb schlug ich ihr vor, eine bioenergetische Messung an ihrem Körper vorzunehmen, um ein Bild von den Energiemustern zu bekommen, die zu der Allergie geführt hatten.

Ich war mir sicher, in ihren Chakren oder Nebenchakren, etwa im Lebenskalender, fündig zu werden und ungelöste Konflikte aufdecken zu können. Mit der Entdeckung eines Ereignisses aus ihrem Leben, von dem ich nach ihrer Meinung nichts wissen konnte, wollte ich sie überraschen. Es ging mir darum, ihr Vertrauen in mich zu festigen, damit meine Antwort auf die Frage, woher ihre Allergie komme, so überzeugend klang, dass sie etwas damit anfangen konnte.

Meine Messungen mit dem VivoMeter ergaben einige für eine seelische Allergie typische Merkmale im Herzchakra. In den Verbindungen zwischen Herzchakra, Stirnchakra und Sakralchakra waren deutliche Kommunikationsstörungen zu sehen. Wie vermutet fand ich außerdem eine Eintragung im Lebenskalender. Im 32. Lebensjahr zeigten die Messungen mit dem VivoMeter eine diagonale Schwingung.* Für mich wiesen diese Messergebnisse auf schmerzliche, noch nicht verarbeitete Ereignisse im 31. Lebensjahr hin. Die Kombination aus den genannten Chakren zeigte eindeutig, dass Gefühle, Emotionen (Programm 5) und Denken, Erkenntnisse (Programm 2) keine gemeinsame Entwicklung durchgemacht hatten. Sehr oft hatte ich bei seelischer Allergie, über die Chakren gemessen, die gleichen Hinweise auf Schwächen in den genannten Programmen gefunden. Wenn das Herzchakra als Repräsentant der Emotionen, das Stirnchakra als Repräsentant des Denkens und das für die Erlösung von Krankmachendem zuständige Sakralchakra keine Gemeinsamkeiten finden, werden die betreffenden Erlebnisse im Lebenskalender als unerlöst abgelegt. Werden diese Erlebnisse später nicht in ähnlichen Situationen aufgearbeitet, also erlöst, führen die durch sie ausgeösten Kommunikationsstörungen zwischen den genannten Chakren unweigerlich zur Allergie.

Meiner Klientin sagte ich: »Ich habe die Information bekommen, dass Sie mit etwa 32 Jahren die ersten allergischen

---

* Wenn ich hier von Schwingungen spreche, meine ich die Schwingungen des VivoMeters oder Biotensors. Dabei bedeutet, einfach ausgedrückt, rund ist gesund und alles Unrunde ist ungesund.

Reaktionen hatten.« Als sie dies bestätigte, wusste ich, dass diese Eintragung im Lebenskalender und das dazugehörige Ereignis die Auslöser ihrer Allergie waren. Der einfache Weg wäre nun gewesen, den *Lebenskalender* mit Unterstüzung durch geistige Helfer von dem dort gespeicherten Drama zu befreien. Doch ich bin vorsichtig mit zu schnellen Behandlungen, auch wenn sie zum Erfolg führen. Solch ein Drama muss auch durch bewusste Erkenntnis aufgelöst wenden. Der einzig sichere Weg zur Neutralisierung eines ungelösten Konflikts besteht in dem Wissen: Wenn ich wieder mal in die gleiche Situation komme, weiß ich, wie ich mich zu verhalten habe, damit eine bessere, harmonische Lösung zustandekommt. Ihre allergischen Symptome und meine Messungen am Lebenskalender sagten mir, dass sie mit 31 ein einschneidendes Erlebnis der schmerzlichen Art gehabt hatte und dass dieses Erlebnis seelisch noch nicht aufgearbeitet war.

Auf meine Frage, was damals geschehen war, antwortete sie: »Noch heute ärgere ich mich darüber, dass ich damals, als ich Anfang dreißig war, falsch reagiert habe. Ich war damals mit einem Alkoholiker verheiratet und hatte nicht die Kraft, mich von ihm zu trennen. Erst nachdem er mich im Suff verprügelt hatte, reichte ich die Scheidung ein. Das war zwei Monate nach meinem 32. Geburtstag.«

»Wie würden Sie denn heute entscheiden, wenn Sie wieder mit einem so trinkfreudigen Mann zusammen wären?«, fragte ich nach. »Ich würde mich sofort von ihm trennen und nicht wie damals darauf hoffen, dass ich ihm das Trinken vielleicht abgewöhnen kann. Nein, ich würde erst gar keine Beziehung mit einem Mann eingehen, der ein Alkoholproblem hat.«

Ihre ganze Einstellung stimmte mich zuversichtlich, dass es möglich war, das die Allergie auslösende Drama mit geistigen Kräften aufzulösen, und zwar ohne dass sie nochmals durch schwierige Beziehungen gehen musste, um sich zu beweisen.

Nachdem ich ihr erklärt hatte, wie ich die Entstehung ihrer Allergie sehe, und einen Vorschlag zu ihrer Behandlung gemacht hatte, willigte sie in die Behandlung ein.

Mit meinen geistigen Helfern löschte ich das kritische Ereignis aus dem Lebenskalender, stabilisierte das Herzchakra, erlöste es von der Allergieschwingung und erwirkte stabile Verbindungen zum Sakralchakra und zum Stirnchakra. Es gelang, in einer einzigen Behandlung alle Probleme zu lösen. Weil durch das Lösen von Blockaden zwischen den Chakren sofort neue Erkenntnisse entstehen und dann eine andere Handlungsmotivation vorliegt, hat das alte Ärgernis keine Bedeutung mehr. Das Gute an solchen Behandlungen mit entsprechender Aufklärung ist, dass die Person nicht noch einmal einen ähnlichen Konflikt durchmachen muss, um daran zu reifen.

Anders sieht es bei Behandlungen aus, die keine bewusstseinserweiternde Entwicklung anstoßen. Hier wirkt die bioenergetisch-geistige Heilanwendung oft gar nicht oder nur vorübergehend. Und vorübergehend auch nur dann, wenn die Chance besteht, dass der Betroffene durch eigene Bemühungen neue Bewusstseinsinhalte entwickelt.

11 Auffinden von Defiziten in den Programmen

Abgesehen davon, dass man Probleme oder Defizite in den Programmen mit Hilfe des VivoMeters über die Chakren aufspüren kann, wie ich es im vorangegangenen Kapitel beschrieben habe, kann man die persönliche Einstellung des Klienten zu den Programmen auch in Gesprächen abklären. Für solche Gespräche benutze ich einen Vier-Punkte-Plan, der mir anzeigt, auf welcher Stufe der betreffende Mensch im Hinblick auf die Inhalte der Programme steht.

Mehr oder weniger ausgeprägt führen alle Entwicklungen in unseren Programmen über diese vier Stufen. Bestimmte Einstellungen zu den Themen bringen wir schon in dieses Leben mit, manche Auseinandersetzungen beginnen erst hier.

Phase 1. *Ich bekämpfe, was ich nicht verstehe.*
Phase 2. *Ich finde es lächerlich, dumm, unmöglich. So etwas muss man ignorieren.*
Phase 3. *Ich könnte mir vorstellen, dass es so etwas gibt.*
Phase 4. *Ich habe schon immer gewusst, dass es so ist. Ich bin dafür und gebe es auch weiter.*

Zu 1: Der Mensch bekämpft, was er nicht versteht, was er nicht kennt oder was seiner Ansicht nach nicht sein darf. An der kämpferischen Haltung zu dem jeweiligen Thema kann man erkennen, wie stark der Betreffende dieses Thema ablehnt und nichts davon wissen will. Diese Ablehnung führt dazu, dass das jeweilige Programm auf einer niedrigen Entwicklungsstufe bleibt.

Zu 2: Ermüdet vom dauernden Ankämpfen gegen das, was nicht verstanden wird, schaltet das Bewusstsein auf Ignorieren, lächerlich Machen oder Verniedlichen. Manchmal kommen auch Äußerungen wie: »Nur dumme Menschen glauben an so etwas« oder »Wie kann man nur so einen Blödsinn vertreten?«

Zu 3: Man ist neugierig und denkt: »Da könnte etwas dran sein. Es lohnt sich, mehr darüber zu erfahren.« Es werden Bücher zum Thema gelesen und Vorträge besucht. Man fühlt sich unter Gleichgesinnten wohl.

Zu 4: Dafür sein. »Ich bin dafür, ich halte es für richtig und trete dafür ein.« Je nach der persönlichen Einstellung bringt sich das Dafür- oder Dagegensein in unterschiedlichen Facetten zum Ausdruck.

Ein Mensch mit kämpferischer Natur legt dem jeweiligen Thema gegenüber ein radikales Verhalten an den Tag, besonders wenn er dagegen ist.

Ein überheblicher Mensch wird behaupten, er habe es schon immer gewusst.

Ein überzeugter Mensch gibt es weiter und lebt es vor.

Eine geschickte Diskussion über das jeweilige Programm kann also sehr aufschlussreich sein, vor allem, wenn man die charakterliche Einstellung seines Gegenübers miteinbezieht. Mit etwas Übung ist es sogar möglich, die Einstellung des Betreffenden zu dem jeweiligen Programm mit der zu anderen Programmen zu vergleichen. Man kann folglich auch erkennen, wie stark der Einfluss eines Programms auf die anderen ist. Besonders dann, wenn Blockaden zwischen den Programmen bestehen, ist das Aufdecken des jeweiligen Themas mehr als wichtig.

Blockaden zwischen den Programmen, was bedeutet das? Ein oder mehrere Programme verhindern, dass sich Lernprozesse in anderen Programmen entfalten können. Eine Blockade ist beispielsweise die konservative Einstellung vieler Menschen, die möglichst immer alles beim Alten lassen möchten. Das Abklären von Blockaden zwischen den Programmen ist bei chronisch kranken und therapieresistenten Klienten besonders wichtig. Bei ihnen ist irgendetwas festgefahren. Kommunikationsblockaden zwischen den Chakren und den Programmen verhindern eine Bewusstseinserweiterung. Und damit bleibt alles beim Alten, nämlich chronisch krank.

Wer an sich arbeitet, überwindet das Leid. Wer nicht an sich arbeitet, an dem wird gearbeitet, und das nennen wir dann Schicksal.

Der Wille zu leben ist äußerst wichtig, aber das Vertrauen in das Leben ist überlebenswichtig. Das zeigt sich besonders im folgenden Fall.

Ein Familienvater Anfang vierzig sagte gleich bei unserer ersten Begegnung: »Ich bin ein besonders schwerer Fall. Mal sehen, ob Sie mir helfen können.« Ich fragte ihn, was er unter einem besonders schweren Fall verstehe. »Ich bin fast immer krank, aber mit ständig wechselnden Symptomen«, sagte er. »Alle meine Bauchorgane waren schon mal krank. Der Magen, der Darm, die Leber. Vorübergehend hatte ich sogar Diabetes. Auch meine Gelenke schmerzten schon. Dann hatte ich bereits Drehschwindel, Herzrhythmusstörungen und noch vieles mehr. Die Ärzte nannten mich einen Hypochonder oder sagten, das läge wohl an der Psyche. Weil ich kämpfen kann und mir immer neu einrede, dass ich wieder gesund werden will, schaffe ich es auch, die Krankheitssymptome vorübergehend zum Verschwinden zu bringen. Aber richtig beschwerdefrei bin ich nie.«

Im weiteren Gespräch erfuhr ich, dass er den Ärzten nicht mehr vertraute. Seiner Meinung nach waren alle ihre Diagnosen falsch gewesen. Programm 8, das Erkennen und Beheben fehlgeleiteter Lebensprozesse, war völlig festgefahren. Er fragte nicht, warum das so war, sondern vertraute einfach keinem Arzt mehr. Folgerichtige Diagnosen waren bei ihm überhaupt nicht möglich, weil er ständig gegen sich selbst kämpfte. So entstanden Krankheitsbilder, ohne dass ein Verursacher erkennbar gewesen wäre. Mir wurde langsam klar, dass er die Fehldiagnosen selbst produzierte. Sein Lebenswille kämpfte gegen die eigenen Lebenserhaltungssysteme. Er stärkte sie nicht, sondern forderte sie zum Kampf heraus. Man konnte glauben, seine mentale Willenskraft (dominierendes Programm 2) erzeuge eine Art Autoimmunerkrankung.

Kämpfen hat aber nichts mit Heilen und Gesundwerden zu tun. Noch nie hat ein Mensch gegen etwas gekämpft, das er versteht. Und das wird er auch niemals tun, denn was wir verstehen oder begreifen, bekämpfen wir nicht. Kampf ist der falsche Weg, denn jede Form von Krankheit erfordert Zuwendung. Auch sportliche Gedanken wie »Ich bin schneller, ich bin stärker« haben nichts mit Zuwendung zu tun. Besonders sinnlos ist es, gegen den eigenen Körper zu kämpfen. Hilfreich sind hingegen Durchhaltevermögen und Anpassung, gepaart mit liebevoller Zuwendung und Vertrauen.

Wenn ein Mensch kein Vertrauen hat, in unserem Fall in die Ärzte und den eigenen Körper, und sogar dagegen ankämpft, entstehen Verkrampfungen, die wiederum unergründbare Schmerzen und andere Leidensformen nach sich ziehen. Ganze Stoffwechselprozesse können durch innere Verkrampfung gestört werden. Schließlich vertraut man niemanden mehr, nicht einmal dem eigenen Körper. Dies ist das Ergebnis eines dominierenden Programms, in diesem Fall Programm 2. Das Mentale bestimmt über den Willen unser ganzes Handeln und deckelt damit alle anderen Programme. Für mich war klar, dass diesem Mann nur mit einer anderen Einstellung zum eigenen Körper und zur Heilkunde zu helfen war. Kein Kämpfen mehr, sondern liebevolle Zuwendung zum eigenen Körper, gepaart mit Vertrauen in den Therapeuten.

Ich gab mir also alle Mühe, ihm zu vermitteln, wie wichtig es war, dass er zu einer anderen Einstellung seinem eigenen Körper gegenüber fand und keinen Kampf mehr gegen seine Organe führte.

Meine Diagnose seiner Chakren hatte ergeben, dass zwischen dem dritten (Milzchakra), dem sechsten (Stirnchakra) und dem siebten Chakra (Scheitelchakra) keine Verbindung bestand. Für besonders problematisch hielt ich die Störung zwischen dem dritten und dem siebten Chakra (kein Vertrauen in die Lebensumstände). Darin sah ich die tiefere Ursache seines Problems. In meinem Buch *Geistheilung – Dialog mit der Seele* habe ich beschrieben, welche Probleme entstehen, wenn die Kommunikation zwischen einzelnen Chakren gestört ist oder gar nicht stattfindet und dadurch lebenserhaltende Informationen geschwächt oder schlicht nicht vorhanden sind. Ich gab ihm eine Kopie von Seite 97 dieses Buches zu lesen und bat ihn, mir zu sagen, ob etwas davon auf ihn zutreffe.*

---

* Prinzip: Probleme mit der Schöpfung, zum Beispiel strafender Gott. Körperebene: Störungen im Endokrinum, Krankheiten, die scheinbar keinen Verursacher haben, Fehldiagnosen, hormonell bedingte Krankheiten. Im Psychischen: Irrwege der Liebe, negative Wesenszüge, Hang zu Genussgiften, Suchtgefahr, das eigene Karma nicht annehmen, Angst vor der Zukunft.

Seine Antwort war: »Fast alles.«

Darauf erklärte ich ihm, ich würde jetzt mithilfe meiner geistigen Helfer die beiden in der Kommunikation schwachen Felder, nämlich Milz- und Scheitelchakra verbinden lassen. »Durch diesen, dann verbesserten Informationsaustausch zwischen beiden Chakren wird Ihre Seele, Ihr Gesamtbewusstsein die Programminhalte erkennen, die verändert oder verbessert werden sollten. Diese Verbindung«, sagte ich, »wird auch noch etwa drei Tage nach meiner Behandlung stabil bleiben. In dieser Zeit werden Sie bewusst und unbewusst andere Entscheidungen treffen können als bisher, und im besten Fall können Sie eine neue, liebevolle Aufmerksamkeit für Ihren Körper entwickeln.« Während der Behandlung sprach ich vertrauensbildende Worte, die einen Bezug zu seinem Körper hatten. Danach verabschiedete ich ihn mit der Bitte, in vier Tagen zur Kontrolle wiederzukommen.

Nach vier Tagen schien er von seiner ganzen Ausstrahlung her ein anderer Mensch zu sein. Er sagte: »Mir geht es so gut wie noch nie. Ich habe mir Ihr Buch gekauft und es gelesen. Dadurch habe ich eine für mich völlig neue Sicht auf meinem Körper bekommen. Rückblickend bin ich sehr zufrieden, dass alles so gekommen ist, denn wenn ich mir meine alten Denkmuster anschaue, hätte alles noch viel schlimmer werden können. Ich habe nochmal Glück gehabt.« Mit anderen Worten: Er hatte wieder Vertrauen in seinen Körper und sein Leben. Die nun wiederhergestellte Kommunikation zwischen den Chakren eröffnet gleichzeitig den Dialog zwischen den Programmen, und die Wahrnehmung geht in die Breite, weil das Mentale (Programm 2) den Inhalt der anderen Programme wahrnimmt und nicht mehr unterdrückt. So entsteht Vertrauen. Ein Mensch, der aus allen zwölf Programmen lebt, hat Vertrauen und je besser ausgewogen die Programme sind, um so stärker ist sein Vertrauen. Wir haben es hier mit einem Entwicklungsprozess der

Gruppe B zu tun. Das Denken (Programm 2) und das Heilen (Programm 8) führen zur Selbsterkenntnis (Programm 11). Doch wenn es bei dieser Entwicklung an Vertrauen fehlt, ist der Weg in die Selbsterkenntnis verbaut.

Vertrauen ist etwas Geheimnisvolles. Es gibt uns etwas, das man nicht festschreiben oder wissenschaftlich deuten kann und das dennoch eine große Kraft entwickelt. Einerseits stärkt Vertrauen das Selbstwertgefühl und andererseits kann es uns in die lichtvolle geistige Welt führen. Vertrauen sollte eine Bindung mit dem Glauben eingehen, und zwar mit einem Glauben, der keine bestimmte Religion benötigt. Diese Vertrauen-Glaube-Bindung muss aus einem Urgefühl kommen, aus dem eigenen Weltbild. Vertrauen ist etwas Wertvolles, etwas Erhabenes, das nicht erlernt werden und nicht aus dem Kopf kommen kann. Vertrauen ist kein Wissen und erst recht keine besondere Intelligenz. Unser Vertrauen darf auch niemals durch die Überredungskünste anderer entstehen. Finden wir deshalb so wenig Vertrauen in unserer Welt, weil die eher von der Wissenschaft und vom Intellekt geprägt ist?

Vertrauen kann sich nur bilden, wenn wir bereit oder fähig sind, den Teufelskreis unserer Gedanken und Erfahrungen zu durchbrechen. Streichen wir Begriffe, die kein Vertrauen in uns entstehen lassen, aus unserem Wortschatz, Begriffe wie Angst, Zweifel, Mutlosigkeit und Hoffnungslosigkeit. Diese Begriffe mögen hier und da in unser rauen Alltagswelt angebracht sein, doch sie gehören nicht in die Welt der Bewusstwerdung und schon gar nicht in den Bereich der Heilung.

Der höchste Lohn für unsere Bemühungen ist nicht das, was wir dafür bekommen, sondern das, was wir damit erreichen, und das, was wir dadurch werden.

12 Energie ist nicht das Leben

Ein Rheumapatient, nennen wir ihn Egon, überschüttete mich in einem Vorgespräch regelrecht mit Fragen und Erklärungen zu seiner Krankheit. Unter anderem sagte er: »Ich gebe mir immer wieder Reiki und lege meine Hände auf die schmerzenden Körperteile, doch alle Energieübertragungen linderten meine Rheumaschmerzen nicht. Deshalb darf ich Sie bitten, wenn Sie mich behandeln, mit den Energieübertragungen vorsichtig zu sein.« Im weiteren Verlauf des Gesprächs erfuhr ich, dass er einen technischen Beruf hatte und der Begriff Energie in seinem Denken klar definiert war. Auch in diesen Fall dominiert ein Programm und unterdrückt das Wissen aus anderen Programmen. Hier wird versucht, mit Programm 4 (Wissen über physikalische Gesetze) auf Programm 8 (Erkennen und Beheben fehlgeleiteter Lebensprozesse) einzuwirken.

Unseren Gesprächen entnahm ich, dass die Übertragung von Heilenergie für ihn das Nonplusultra allen Heilens war. Mir wurde klar, dass ich nur dann eine Chance hatte, seine Meinung über Energie und Heilung zu verändern, wenn ich ihm ein anderes, wahrhaftiges Bild von Heilung vermitteln konnte. Deshalb begann ich mit einer längeren Erklärung meiner Definition des Begriffs Energie.

Für viele Geistheiler spielt der Energiebegriff eine große Rolle. Sie gehen davon aus, dass sie bei ihren Behandlungen mit

Energie arbeiten. Sie glauben, dass sie Energie fließen lassen oder übertragen und dass sie am Energiekörper arbeiten. Das kann sogar so weit gehen, dass einige sich Energietherapeuten nennen. Spreche ich mit Physikern über unsere Arbeit, dann stoßen diese sich an dem Begriff Energie, wie wir ihn benutzen. Die Wissenschaft unterscheidet Energien, zum Beispiel elektrische, magnetische oder chemische, bis hin zur Atomenergie. Weiterhin erklärt sie, dass Energie weder entstehen noch vergehen kann, Energie kann nur von einer Form in eine andere umgewandelt werden. Mit meinen Ausführungen zielte ich auf Programm 7 (Gesetze) ab, in unserem Fall auf die Gesetze des Lebens, denn die sollte er verstehen lernen.

Ist es nun richtig, von Lebensenergie zu sprechen, von geistiger oder feinstofflicher Energie? Bleiben wir bei dem wissenschaftlichen Modell, dann wäre die Tätigkeit eines Geistheilers ein Umwandlungsprozess von Energie (siehe Schwingungsmodell). Doch das Leben ist eben nicht reine Energie, sondern vor allem Bewusstsein. Das lebendige Bewusstsein nutzt die Energie zur Informationsübertragung. Wenn ich behandle, fließt Information. Die Energie ist dann nur eine Trägersubstanz. Wir könnten diesen Vorgang mit Rundfunk- und Fernsehsendern vergleichen. Wir bekommen über Senderfrequenzen Bild und Ton als aufmodellierte Information. Die dafür notwendige Energie sagt nur etwas über die Sendeleistung aus, mehr nicht. So ist es auch beim Heilen, die Energie ist nur die Trägersubstanz für die Information.

So ganz konnte ich Egon nicht überzeugen. Nachdenklich wurde er erst, als ich in einer weiteren Diskussion sagte: »Ich kenne niemanden, der behauptet, Energie sei das Leben. Vielmehr wird gesagt, das Leben nutzt Energie oder wir sind energetisch gesteuerte Wesen.« Als ich dann noch sagte: »Eine organische Krankheit wird doch im Allgemeinen als Fehlfunktionen bezeichnet, und das ist ja keine Energiebeschreibung, sonderen bestenfalls die Beschreibung eines Programmfehlers«, konnte er mir folgen.

Ich bot mich an, nach einem Programmfehler zu suchen, der sein Rheuma verursachte, und diesen Fehler wollte ich dann, wenn möglich, beheben. Dann sagte ich noch, Rheuma sei für mich ein entzündlicher Prozess, eine Überfunktion und jede Energiezufuhr würde diese Überfunktion nur verstärken. Mir schien dieser Hinweis besonders wichtig, weil er ja selbst gesagt hatte, ich solle mit der Energieübertragung vorsichtig sein. Noch nicht ganz überzeugt ließ er mich mit meiner Arbeit beginnen.

Die Untersuchung der Chakren ergab ein schwaches Sakralchakra, das keine Verbindung mit dem Milzchakra hatte.* Die anderen Chakren und ihre Verbindungen zeigten normale Werte. Im Lebenskalender (er gehört zum Scheitelchakra) fand ich einen ungelösten Konflikt im 18. und 19. Lebensjahr. Als ich Egon sagte, er habe mit zwanzig den ersten Rheumaschub gehabt, war er verblüfft. »Woher wissen Sie das?«, fragte er. Auf diese Frage hatte ich gewartet, denn mit meiner Erklärung zur Entstehung seiner Krankheit, konnte ich sein körperliches Problem als Programmfehler erklären, ohne das Wort Energie zu benutzen. »In Ihrer Vergangenheit fand ich, im 18. und 19. Lebensjahr einen Hinweis. Sie sind damals aufgrund dramatischer Erlebnisse sehr sauer auf jemanden gewesen. Diese Ereignisse haben Ihre Selbsterhaltungsprozesse nachhaltig gestört (Programm 1), in Ihrem Fall das Säure-Basen-Verhältnis in Ihrem Körper (Unterprogramm von Programm 1). Sie müssten damals sehr verärgert über jemanden

* Siehe *Geistheilung – Dialog mit der Seele*, Seite 94. Prinzip: Alle Eindrücke und das Leben werden zur Last. Körperebene: Verdauungsstörungen, Stoffwechselprobleme, Übersäuberung, Neigung zu Ablagerungen. Im Psychischen: Angst vor Problembewältigung, »Sauersein«, in der Vergangenheit leben, Geiz, Angst vor Unterdrückung.

gewesen sein, und wenn Sie an diese Zeit denken, müsste Ihnen das noch heute sauer aufstoßen.«

»Da haben Sie recht«, sagte er. »Es war mein Vater, der mich, als ich achtzehn war, unbedingt in seinem Geschäft haben wollte. Doch für mich kam diese Tätigkeit grundsätzlich nicht infrage. Mein Vater konnte das überhaupt nicht verstehen und machte mir ständig Vorhaltungen. Das ging soweit, dass er mich einen missratenen Sohn nannte. Diese Beschimpfungen hielt ich bald nicht mehr aus. Deshalb bin ich mit zwanzig aus meinem Elternhaus ausgezogen.«

»Und wie stehen Sie heute zu Ihrem Vater?«, fragte ich. »Ich dachte, ich hätte die damaligen Beschimpfungen überwunden, doch wenn Sie mich so fragen, bin ich immer noch sauer auf diesen Sturkopf, denn ein harmonisches Verhältnis ist nie zwischen uns entstanden. Im Gegenteil, als meine Mutter krank wurde, wurde mir vorgeworfen, das sei meine Schuld. Weil ich meinem Elternhaus den Rücken zugekehrt habe, sei meine Mutter krank geworden.« Das wäre ein gestörtes Programm 6 (Fehlentwicklung von Gemeinschaftssinn).

Für mich war nun klar, dass die Regulierung des Säure-Basen-Haushalts über das Sakralchakra nur gelingen konnte, wenn die Erinnerungen an diese Zeit aus dem Lebenskalender gelöscht wurden. Meine Erfahrungen mit den geistigen Helfern, die solche Regulierungen im Lebenskalender vornehmen, sagten mir jedoch, dass eine zufriedenstellende Heilung nur möglich wird, wenn der Betroffene seine Einstellung verändert. Deshalb fragte ich ihn, ob sein Vater in seinem Geschäft von Angestellten und Kunden gemocht wird. Egon sagte: »Ich glaube schon, jedenfalls habe ich andere niemals abfällig über meinem Vater sprechen hören.« »Hat Ihr Vater vielleicht Streit mit anderen? Musste er schon mal einen Prozess führen?«, fragte ich nach. »Wenn Sie mich so fragen, muss ich gestehen, dass mein Vater mit allen anderen Menschen gut zurechtkommt und sogar eine gewisse Anerkennung genießt.«

»Wissen Sie, was ich glaube«, sagte ich. »Ihr Vater hat, ohne Sie vorher zu fragen, zu Kunden und Angestellten gesagt, dass Sie, sein Sohn, das Geschäft weiterführen werden, wenn er das Rentenalter erreicht hat. Wahrscheinlich hat er Sie auch noch wegen Ihrer guten Schulnoten gelobt. Und dann sagen Sie nein. Versetzen Sie sich bitte in die Lage Ihres Vaters. Weil Sie die Mitarbeit im Geschäft ablehnen, hat er sich blamiert. Er, der eine gewisse Anerkennung genießt, wird jetzt von dem Gedanken gepeinigt, was wohl die anderen denken, wenn sein so gepriesener Sohn die Geschäftsübernahme ablehnt. Dadurch kamen Aggressionen bei ihm auf, die er auf Sie übertragen hat, denn Sie haben nein gesagt. Vielleicht sollten Sie Ihren Vater bedauern, dass er in diese Situation geraten ist.« Ich bat Egon, während der folgenden Heilanwendungen positiv über seinen Vater zu denken.

Die Eintragungen im Lebenskalender wurden gelöscht, und das zweite Chakra wurde harmonisiert. Als Egon eine Woche später zur Kontrolle kam, waren seine Rheumaschmerzen deutlich gelindert. Am meisten erstaunte ihn jedoch, dass sein Vater einen Tag nach der Behandlung bei ihm angerufen und ein liebevolles Gespräch mit ihm geführt hatte.

Dies ist ein Beispiel für zwei Programme aus zwei Gruppen, nämlich Programm 10 (Menschenführung) aus Gruppe C und Programm 6 (Gemeinschaftssinn) aus Gruppe D, wobei Programm 5 (Emotionen) noch mit hineinspielt. Der Sohn macht durch das Verhalten des Vaters, über seinen Körper in Form von Rheuma schmerzlich Bekanntschaft mit zwischenmenschlichem Fehlverhalten. Sein Sauersein über den Vater führt zu Säurebildung (= Rheuma) im eigenen Körper. Und durch Informationen in der Therapie erfährt er etwas über seine Unwissenheit und sein Fehlverhalten in den genannten Programmen.

Wieder einmal hat sich gezeigt, dass sich der Zugang zu den unterdrückten Programmen öffnet, wenn ungelöste Konflikte im Lebenskalender und in den Chakren durch geistiges Heilen erlöst werden. Das Potenzial des Klienten wird frei und er entwickelt Verständnis für seine Probleme. Oftmals wird die Gegenseite ebenfalls harmonisiert, manchmal auch mitgeheilt. Das ist ein erstaunlicher Prozess, der am besten über die Aktivierung der Programme 5 (Umgang mit Emotionen) und 8 (Erkennen fehlgeleiteter Lebensprozesse) zu erklären ist.

13 Der Lebenskalender

In diesem Buch war schon des Öfteren vom Lebenskalender die Rede. Darunter verstehe ich den Erinnerungsspeicher des emotionalen Bewusstseins. Im Gehirn werden die mentalen Erinnerungen gespeichert. Alle emotionalen Erlebnisse werden im Chakrensystem abgelegt und können dort abgerufen werden. Beide Bewusstseinsbereiche, der mentale und der emotionale bedingen sich gegenseitig. Die Verknüpfung zwischen dem mentalen und dem emotionalen Bewusstsein, dem Gehirn und den Chakren findet eher unbewusst als bewusst statt. Die Schnittstelle liegt zwischen den beiden Gehirnhälften und zieht sich als zwei Zentimeter breites Band vom Scheitelpunkt des Kopfes bis hinunter zum unteren Teil des Hinterkopfes. Dieses Band ist eine Zeitskala und umfasst von Stunde Null, der Befruchtung, am Scheitelpunkt bis zum unteren Teil am Hinterkopf etwa 90 Jahre. In diesem Band werden alle unerlösten Konflikte in zeitlicher Reihenfolge abgelegt.

Alten indischen Darstellungen zufolge gehört das Energieband zu den Nadis, einem über den ganzen Körper verzweigten energetischen Netzwerk, das Teil des Chakrensystems ist. Dieser Nadi (der Lebenskalender) verbindet das Scheitelchakra über die hintere Öffnung des Stirnchakras (am Hinterkopf) mit dem Halschakra. Diese drei Chakren sind die Repräsentanten unseres höheren Bewusstseins. Über unser Handeln, unsere gefühlsmäßigen Entscheidungen (Halschakra), unsere mentalen Entscheidungen (Stirnchakra) und das, was wir glauben (Scheitelchakra), bringen wir unsere Persönlichkeit zum Ausdruck. Das Chakrensystem mit allen seinen Strukturen ist der Repräsentant des Unbewussten, der Ort, wo sich Geist und Materie begegnen, sowie das Feld unserer Talente, Gefühle und Emotionen. Ein großer Teil der Emotionen wird über den Lebenskalender auf den denkenden Teil unseres Bewusstseins übertragen. Alle ungelösten Konflikte mit emotionaler Beteiligung und alle lieblosen Zeiten werden in diesem Zeitband exakt von oben nach unten abgelegt. Diese gespeicherten Leidensphasen haben einen negativen Einfluss auf unser Denken, unsere Entscheidungen, unser Handeln und unseren Glauben. Die Probleme entstehen immer dann, wenn wir in der Gegenwart etwas erleben, das dem abgelegten Drama ähnelt. Je nach Stärke der Störung kommt in einer gleichartigen Situation Unsicherheit auf, die sich zu einer totalen Blockade unserer Selbstverwirklichung ausweiten kann. Dies ist ein unbewusster Vorgang, der uns vor Entscheidungen warnt, nicht wieder die gleichen Probleme heraufzubeschwören. Diese im Unbewussten vergrabenen Dramen können nur erlöst werden, wenn wir uns in der gleichen oder zumindest einer ähnlichen Situation befinden und sie beherrschen, ohne Schaden zu nehmen.

Dieser Vorgang des Wiederholens leidvoller Erlebnisse unter vergleichbaren Lebensumständen, um diesmal alles in den Griff zu bekommen, ist ein ganz normaler Lernprozess, der von vielen Menschen durchlaufen wird. Es ist der Weg, der über die Selbsterkenntnis in die Selbstverwirklichung führt. Doch viele schaffen es nicht, die aus der Vergangenheit kommenden Signale richtig zu deuten, und leiden an ihrer eigenen Hilflosigkeit. Das sind die Menschen, bei denen wir von außen erkennen, dass sie immer wieder die gleichen Fehler machen. Normalerweise sollten wir aus unseren Fehlern lernen und tun es auch, doch es gibt emotionale Prägungen, Eintragungen im Lebenskalender, die nicht durch Wiederholung erlöst werden können. Es sind Erlebnisse, die nicht wiederholbar sind und von denen gibt es einige: eine lieblose Kindheit, dramatische Ereignisse in den ersten Lebensjahren, der Tod von Mutter und Vater, Kriegsdramen, Naturkatastrophen, Operationen, bei denen etwas weggenommen wurde, beispielsweise ein Organ und/oder Gliedmaßen durch Amputation.

Viele Menschen tragen solche Traumata mit sich herum, und es ist ihnen nicht bewusst, dass das Unbewusste nach Erlösung drängt. Deshalb sind sie angesichts bestimmter Entscheidungen unsicher oder haben sogar Angst davor. Doch die menschliche Seele drängt nach Erlösung, denn es ist eine lebensnotwendige Aufgabe, unsere Schwächen zu überwinden und unser Wissen und Können zu vermehren. Wenn die Angst aber so groß ist, dass sie den eigenen Willen lähmt, ist eine Aufarbeitung nur mit therapeutischer Hilfe möglich.

Gelingt es nicht, die unerlösten Konflikte, die Dramen im Bewusstsein durch Selbsterkenntnis oder mit fremder Hilfe aufzulösen, dann werden diese ins Körperliche verschoben und der Mensch wird krank. Dies ist die Welt der psychosomatischen Erkrankungen. Im günstigsten Fall kennt sich der Mensch mit den psychosomatischen Funktionsweisen aus und erkennt, welche Handlungen, Eigenschaften und/oder Gedanken revidiert werden müssen. Nehmen wir als Beispiel die Wirbelsäule.

Sollten Schmerzen oder Verspannungen im Halswirbelbereich (sieben Wirbel = sieben Tage) auftreten, gibt es sehr wahrscheinlich Probleme bei den täglichen Entscheidungen. Darüber, ob diese Entscheidungen beruflicher oder privater Natur sind, geben die Kommunikationsstörungen zwischen dem Stirnchakra und den andern Chakren Auskunft. Liegen die Probleme im Brustwirbelbereich (zwölf Wirbel = zwölf Monate), sind Probleme bei monatlich bis jährlich anstehenden Entscheidungen sehr wahrscheinlich. Auch hier geben die Ungereimtheiten zwischen den Chakren genauere Auskunft.

Die Lendenwirbel und das Kreuzbein stehen sehr oft in Zusammenhang mit dem Lebensstandpunkt, mit Bedingungen, die nur schwer oder gar nicht verändert werden können. Geschlecht, Aussehen, Beruf, Herkunft, Rasse und Religion sind oft der Hintergrund für Probleme im untersten Bereich der Wirbelsäule. In allen Fällen geben die Chakren Hinweise auf die Problemthemen und gleichzeitig Einblick in die Stärken und Schwächen der Programme.

Über die psychosomatische Deutung und eine entsprechende Therapie gibt es dann die Möglichkeit, die Vergangenheit aufzuarbeiten. Der wichtigste Schritt besteht darin, die Ereignisse aus einem anderen Blickwinkel betrachten und die eigene Einstellung zum Vergangenen zu verändern. Entsprechende Hilfe und viele Hinweise finden Sie in meinen Büchern *Handbuch der Heilenden Hände* und *Hausbuch der Geistheilung*, ein gutes Nachschlagewerk ist auch der Klassiker *Heile deinen Körper* von Louise L. Hay.

Viele Menschen, die zu mir kamen, waren krank oder hatten psychische oder seelische Probleme, obwohl sie mehrfach fachkundige Therapie in Anspruch genommen hatten. Den meisten Therapieresistenten konnte ich helfen, weil sich der Hintergrund ihrer Probleme als Störfaktor im Lebenskalender zu erkennen gab. So, wie ich es verstehe, bilden die emotional aufgeladenen Dramen im Lebenskalender energetische Wirbel, die den Austausch zwischen den beiden Gehirnhälften stören und logische oder vernünftige Entscheidungen behindern.

Chakren wie der Lebenskalender gehören nicht zum Nervensystem, sind also nicht bioelektrischer, sondern biomagnetischer Natur. Deshalb entziehen sich die hier verursachten

Störungen den meisten Heilmethoden. Selbst das sehr verbreitete und häufig angewendete Handauflegen zeigt selten Wirkung. Nur mit medialen beziehungsweise geistigen Heilmethoden besteht die Möglichkeit, Eintragungen im Lebenskalender zu neutralisieren. Unter Heilern, die mit dieser Methode vertraut sind, sprechen wir deshalb auch nicht vom Heilen, wenn wir am Lebenskalender etwas bewirken, sondern vom Löschen. Das bedeutet, die emotionalen Erinnerungen, die einen Störfaktor bilden und den Austausch zwischen den beiden Gehirnhälften behindern, werden durch harmonische Frequenzen ersetzt.

Anhand einiger Fallbeispiele werde ich gleich beschreiben, welche Auswirkungen die Eintragungen im Lebenskalender haben und welche erstaunlichen Resultate nach dem Bereinigen des Lebenskalenders zu beobachten sind. An dieser Stelle möchte ich dankbar darauf hinweisen, dass die Entdeckung des Lebenskalenders und der Behandlungsmethode, die sich daraus entwickelt hat, durch medial empfangene Botschaften aus der geistigen Welt zustande kam.

Wenn ich Klienten über den Lebenskalender und mein Vorhaben, ein Trauma daraus zu löschen, informiere, fragen mich viele: »Sind dann die Gefühle und die mentalen Erinnerungen, die mit den Traumata einhergehen, auch automatisch vollständig gelöscht?« Die Antwort lautet: Nein, sie sind alle noch da, selbst wenn das Trauma gelöscht wurde. Nur die Emotionen, die Angst, Schrecken, Verzweiflung und Erstarrung auslösen würden, sind ausgelöscht – wir können auch harmonisieren sagen. Kommt es zu einer Auslöschung von Störfeldern, dann ist dies ein Hinweis darauf, dass das Bewusstsein andere Wege und Möglichkeiten entwickelt und entsprechende Erfahrungen gesammelt hat, mit denen es bei einem ähnlichen Problem wie dem, welches das Trauma ausgelöst hat, jetzt eine sichere Entscheidung treffen würde.

Nochmals, ohne Lebenserfahrung, ohne dass man sich Gedanken machen muss und ohne eigene Bemühungen, die Probleme zu lösen, wird deren Verursacher nicht einfach ausgelöscht. Das Auslöschen erfolgt nur dann, wenn wir schon Wege gefunden haben, die unsere Entscheidungen so leiten, dass das, was uns früher in ein Drama führte, kein Drama mehr wird. Wenn ein Heiler im Lebenskalender löschen darf, bedeutet das, dass der Klient in der Gnade ist, weil er dazugelernt hat und eine Wiederholung des gleichen Dramas nicht mehr nötig hat. Die Entscheidung, ob gelöscht wird oder nicht, trifft aber nicht der Heiler, sondern die geistige Welt, die erkannt hat, dass sich das Bewusstsein und die Verhaltensweisen des Betreffenden, wir können auch sagen seine Programme, in die richtige Richtung entwickelt haben. Das schließt allerdings nicht aus, dass es mit großer Wahrscheinlichkeit noch Bewährungsproben geben wird.

Manchmal wird alles gelöscht und alles ist in Ordnung, oft wird aber auch nur ein Teil der Belastung weggenommen. Dann sage ich dem Klienten: »Du hast jetzt eine Heilung auf Bewährung bekommen, die Unsicherheit bei bestimmten Entscheidungen ist dir genommen. Jetzt bewähre dich mit deiner ganzen Lebenserfahrung, lerne dazu. Frage nach, warum das so war. Suche nach Alternativen bei Entscheidungen, die früher ein Problem für dich waren, damit du dich bei deiner nächsten schwierigen Entscheidung bewähren kannst.«

In solchen Fällen lohnt sich ein Vergleich mit unserem Immunsystem. Wenn unsere Abwehrkräfte den Erreger erkannt haben und mit ihren eigenen Möglichkeiten beherrschen, sind wir immun dagegen geworden. Der Erreger kann uns nichts mehr anhaben. So ähnlich ist es auch auf der psychisch-seelischen Ebene. Durch Wissen bekommen wir Gewissheit und das Problem oder Ereignis kann uns nicht mehr aufregen. Auf der seelischen Ebene geht das Immunwerden aber noch weiter, wenn wir uns in schwierigen Situationen bewähren und unser erworbenes Wissen leben, *Geh mit deinem Wissen, dann entstehen Gewissensbisse.* Gewissensbisse geben uns die Sicherheit, nicht mehr rückfällig zu werden. Das bedeutet, wir werden solche Dramen nicht mehr erleben müssen. Es lohnt sich immer zu lernen und Wissen zu erwerben und dabei helfen uns unsere zwölf Programme. Indem wir Einblick in die verschiedenen Themen gewinnen, ja schon durch die Art des Traumas erkennen wir den Weg in die Programme, in denen wir einen Nachholbedarf haben. Der Weg zu neuen Erkenntnissen ist nicht leicht und fordert uns einiges ab, doch die Mühe lohnt sich. Auf die erfolgreiche Bewusstseinserweiterung folgen sehr oft Erlebnisse und Bewährungsproben, die uns zeigen, ob wir den Sinn der Lektion begriffen haben. Ob wir rückfällig werden oder ob uns das Gewissen davor schützt, nicht mehr in alte Verhaltensweisen zurückfallen.

Schauen wir uns hierzu ein Beispiel an: Die Klientin war 45 Jahre alt und sagte, sie leide schon seit zehn Jahren unter Hautjucken, und zwar so stark, dass sie nachts nicht schlafen könne. Von der Schulmedizin war das Jucken als Allergie bezeichnet und entprechend behandelt worden, doch leider erfolglos.

Ich untersuchte den Hautmeridian und das zweite Chakra (Sakralchakra), das weitgehend die Haut kontrolliert, sowie das vierte Chakra (Herzchakra) mit der Thymusdrüse. Hier zeigen sich allergische Reaktionen als energetische Veränderungen. Beide Chakren wiesen nur sehr leichte Belastungen auf, viel zu schwach, um eine derart starke und heilungsresistente Hautreaktion auszulösen. Der Verursacher der Krankheit kam vermutlich aus dem Seelischen, schwächte den Körper aus dem Hintergrund und rief so die Hautkrankheit hervor.

Ich fragte also nach, wann das Jucken begonnen habe, und bekam die Antwor: »Vom 35. Lebensjahr an.« Daraufhin untersuchte ich im Lebenskalender die Zeit davor und fand einen

Zeitabschnitt vom 28. bis zum 32. Lebensjahr. Die Messergebnisse ließen auf eine dramatische, schwer belastende Phase schließen. Dies wurde auch bestätigt. Es hatte eine heftige Auseinandersetzung in der Familie mit anschließender Trennung vom Ehepartner und den Schwiegereltern gegeben. Das Ganze war deshalb so dramatisch, weil es auch um ein gemeinsames Geschäft ging. Wie mir gesagt wurde, war es ein sehr großes Drama. Als die Klientin 32 war, gab es eine kurze Unterbrechung, aber ein Jahr später begann alles wieder von vorn. Nun stand die Auseinandersetzung auf der materiellen Ebene an, die Gütertrennung. Die gipfelte in einem gerichtlichen Entscheid, als die Klientin 35 war. Genau zu diesem Zeitpunkt begann ihre Haut zu jucken. Angesichts einer nicht zu verändernden Tatsache, die es einfach hinzunehmen gilt, sagt man ja auch: »Es ist zum aus der Haut fahren.«

Im Gespräch mit dieser Frau wurde mir klar, dass sie ein Problem mit Programm 5 (Umgang mit Gefühlen wie Liebe und Mitgefühl) und Programm 6 (Entwicklung von Gemeinschaftssinn) hatte. Außerdem fand ich heraus, dass Programm 9 (Spiritualität) bei ihr sehr stark entwickelt war. Ihr Glaube an sich und an die göttliche Führung war gut ausgeprägt. Daher konnte ich über diesen Teil ihres Gesamtbewusstseins einen Weg zur Stärkung der beiden schwachen Programme 5 und 6 finden. Die geistigen Programme sind meistens ein Schlüssel auf dem Weg zur Erfüllung, und in diesen Fall war es das starke Programm 9 aus Gruppe A. Im weiteren Gespräch bekam ich den Eindruck, dass sie die mehr als zehn Jahre zurückliegenden Auseinandersetzungen heute mit anderen Augen sah, und bot ihr deshalb eine Behandlung an.

Während dieser Behandlung wurden die Störungen in ihrem Lebenskalender von meinem Geistführer gelöscht. Danach ergaben die Messungen, dass die Meridiane und das zweite Chakra in Ordnung waren. Nur das vierte Chakra und die Thymusdrüse mussten noch extra behandelt werden. Beim Behandeln des vierten Chakras spürte die Klientin ein Wärmegefühl. Die Wärme führte dazu, dass das Hautjucken volllkommen verschwand. Schon wenige Minuten nach der Behandlung war die Klientin völlig beschwerdefrei. Jede Stelle ihrer Haut, die sie drückte oder berührte, zeigte eine ganz normale Reaktion, selbst die Stellen, an denen immer ein Jucken oder Brennen aufgetreten war.

Diese spontane Heilung zeigt uns, dass die geistigen Regulierungen sofort wirken können, wenn wir über ein starkes Programm, in unserem Fall Programm 9, Schwachstellen in der Persönlichkeit beheben können. Neue Erkenntnisse über sich selbst und andere Menschen lassen die aus der Vergangenheit kommenden Beeinträchtigungen verschwinden und nehmen ihnen ihr Reizpotenzial.

Schauen wir uns einen ähnlich gelagerten Fall an: Inge, 58 Jahre alt, hatte viele Jahre lang Hautjucken, das in Schüben auftrat. Außerdem litt sie in den letzten Jahren ständig unter einer unterschwelligen Angst.

Das Hautjucken, das sie die meiste Zeit stark beeinträchtigte, sah ich als ihr Hauptsymptom an. Als Erstes untersuchte ich den Haut- und den Allergiemeridian, aber beide Messungen brachten erstaunlich gute Werte. Das Hautjucken musste woanders herkommen. Hautkrankheiten haben meistens etwas mit Abgrenzung zu tun und damit, dass man mit anderen Menschen Schwierigkeiten hat. Das wären dann wieder die Programme 5 und 6. Als Nächstes untersuchte ich das zweite Chakra, das unter anderem für Haut und Schleimhäute zuständig ist. Hier fand ich eine sehr kräftige Störung im Basenbereich. Mit dem VivoMeter oder Biotensor* oder dem Pendel gemessen sind das Schwächen in der Linksrotation.

* VivoMeter und Biotensor sind Markennamen für sehr ähnliche Geräte.

Diese Störung im zweiten Chakra weist in zwei Richtungen: Angst und gleichzeitig dürfte der Basenpuffer nicht richtig arbeiten, was zu einer Übersäuberung führen kann. Das Hautjucken würde dann auf eine Übersäuberung der Haut hinweisen. Es ging nun darum, die Störung einzuordnen, die sich aus dem zweiten Chakra (Sakralchakra) ergab. Störungen in diesem Chakra haben sehr oft etwas mit einer mangelhaften Vergangenheitsbewältigung zu tun. Hier finden sich häufig Hinweise auf Konflikte, die in der Vergangenheit nicht verarbeitet wurden. Hinzu kam in diesem Fall noch, dass dieses Chakra nicht mit dem Herzchakra zusammenarbeitete. Die Kommunikation zwischen diesen beiden Zentren, die unbedingt zusammenwirken, also Informationen austauschen müssen, war derart gestört, dass von Kommunikation keine Rede mehr sein konnte, und das hatte mit großer Wahrscheinlichkeit die Angst hervorgerufen. Verhaltensprobleme und problematische Reaktionen auf die Umwelt bleiben bei mangelnder Kommunikation zwischen dem zweiten und dem vierten Chakra nicht aus. Das Prinzip ist: Lieblose und herzlose Erlebnisse wurden nicht verarbeitet und Gefühle können nicht harmonisch ausgelebt werden. Dies wiederum weist auf Schwächen in den Programmen 5 (Emotionen) und 6 (Gemeinschaftsinn) hin. So entwickeln sich körperliche Probleme wie Ablagerungen in den Blutgefäßen, unsauberes Blut, Neigung zu Stoffwechselstörungen in den Zellen, Übersäuerung, Neigung zu Rheuma und nicht zuletzt die aus einem schwachen zweiten Chakra kommende Angst, die jede psychosomatische Erkrankung noch verstärkt.

Angstsymptome weisen immer auf gravierende Schwächen in einem oder mehreren Programmen hin. In ihrem Fall war es eine Angst, die vermuten ließ, dass sie auf etwas sauer war, und dieses Sauersein konnte auch der Auslöser für das immer wiederkehrende Hautjucken sein. Der gestörte Basenpuffer im zweiten

Chakra und die damit verbundene Übersäuberung waren möglicherweise so stark, dass sie auch als Auslöser der Migräne in Frage kamen, die sie mindestens einmal im Monat hatte. Aufgrund dieser Beobachtungen fragte ich sie, ob sie irgendwelche Erinnerungen an ihre frühe Kindheit habe. Ihr fiel nichts ein. Trotzdem untersuchte ich ihren Lebenskalender und fand ein Geburtstrauma. Darauf sagte sie: »Ja, meine Mutter hatte mit mir eine schwere Geburt. Es war eine Zangengeburt.«

Nachdem ich noch ein paar Gespräche mit Inge geführt hatte, behandelte ich zuerst ihr zweites Chakra und die Verbindung zum vierten Chakra. Nachdem die Hauptstörungen behoben waren, konnte ich feinere Strukturen erfassen, die vorher von den groben Störungen überdeckt worden waren. Jetzt zeigte sich im Herzchakra eine Störung der Zellregeneration. Zellregenerationsstörungen sind nicht leicht zu behandeln. Sie sprechen nicht auf eine stoffliche Behandlung an, sondern gehören zum seelisch-geistigen Potenzial, und das wäre in diesem Fall Programm 1 (Mitgestalten und Verbessern der Körperfunktionen), das über Programm 8 (Heilen) aus einem seelischen Programm regeneriert wird. Ich vermutete, dass ihre Migräne daher kam, denn sehr oft habe ich Schmerzpatienten gehabt, die ein Problem mit Programm 1 hatten.

In einem weiteren Gespräch zeigte sich, dass Inges Einstellung zum eigenen Körper und zu dessen Pflege und Heilung alles andere als vernünftig war. »Wenn man krank ist, kann man sowieso nichts machen. Da kann höchstens ein Arzt helfen«, sagte sie. Diese Meinung fand ich sehr bedenklich. Von Eigenverantwortung wollte sie nichts hören. Jetzt wusste ich, dass ich, wenn ich ihr helfen wollte, viele Gespräche über den Sinn des Lebens mit ihr führen musste. Und so kam es auch. In drei Sitzungen versuchte ich ihr klarzumachen, dass jeder Mensch Verantwortung für sich, sein Denken, sein Handeln und natürlich auch für seinen Körper trägt. Es ging mir hauptsächlich darum, ihr klarzumachen, dass wir Menschen als Teil der Schöpfung (Programm 12) ein Mitgestaltungsrecht haben und dieses auch in Anspruch nehmen müssen. In dem Zusammenhang kam noch heraus, dass sie ihrer Mutter die Schuld daran gab, dass es ihr heute gesundheitlich so schlecht ging. Nach der dritten Sitzung hatte ich den Eindruck, dass wir uns jetzt ihren energetischen Schwachstellen widmen konnten. In der nächsten Behandlung konnten alle Störungen in den Chakren und deren Verbindungen behoben werden, was auch bedeutet, dass sich ihr Bewusstsein auch in den Programmen verändert hatte. Inge wurde beschwerdefrei.

Ohne die Überzeugungsarbeit, die wir in unseren Gesprächen geleistet hatten, wäre dies nie gelungen, denn einfaches Drauflosheilen, egal mit welcher Methode, kann nichts bringen, wenn der Kern allen Übels nicht angesprochen wird. Unwissenheit über sich, das Leben und das, was wir hier auf Erden lernen sollten, ist das Grundübel bei den meisten Menschen, denn die meisten Menschen haben nie gesagt bekommen, in welchen Programmen sie Defizite haben. Doch wir können lernen, auf die Hinweise unseres Körpers zu achten. Jede Krankheit will uns etwas sagen, aber leider verstehen wir die Botschaft nicht immer. Indem wir die Programme in eine Gruppe, in diesem Fall Gruppe D, einordnen, fällt es leichter. Auch dieser Fall zeigt, dass das geistige Programm einer Gruppe den Weg freimacht, der über Gespräche und Bewusstwerdung zur Heilung führt.

Schauen wir uns ein weiteres Beispiel an: Eine 70-jährige Therapeutin bat mich um Hilfe und sagte: »Seit ungefähr vier Wochen habe ich Schmerzen im Unterbauch, die ich nicht in den Griff bekomme. Es ist ein brennender, unangenehmer Schmerz, als ob etwas Schweres drückt.« Untersuchung bei einem Arzt hatten keine Hinweise gebracht. Einige Versuche mit verschiedenen Heilmethoden waren fehlgeschlagen. Auch meine ersten Messungen mit dem VivoMeter/Biotensor hatten nur Hinweise auf ein paar schwache Störzonen ergeben, die sicher nicht auf ein akutes körperliches Problem schließen ließen, sondern eher auf eine Narbenstörung. Auf meine Frage: »Wurden Sie schon mal am Unterleib operiert, haben sie eine Narbe?«, antwortete sie: »Ja, aber das ist schon lange her, mehr als fünfzig Jahre. Ich wurde als junge Frau am Blinddarm operiert.« Ich fragte: »Was war vor der Operation, in welcher Situation befanden Sie sich damals?«

»Das war eine schwierige Zeit. Meine Mutter war psychisch krank und sehr aggressiv. Sie drohte mehrmals, den Gashahn aufzudrehen. Ich hatte wirklich Angst, dass sie uns alle umbringt. Selbst als ich im Krankenhaus lag, beschimpfte meine Mutter mich und die Ärzte in übelster Weise, so dass man sie rauswarf und ihr Hausverbot erteilte. Zu erwähnen wäre noch, dass es nach der Operation einige Komplikationen gab, sogar einen Unfall, der dazu führte, dass die Narbe wieder aufbrach. Ich blieb also einige Wochen im Krankenhaus und suchte mir nach meiner Entlassung eine eigene Bleibe.«

»Wie stehen Sie heute zu ihrer Mutter?«, fragte ich.

»Sie lebte nicht mehr lange. Zwei Jahre nachdem ich ausgezogen war verstarb sie. Doch ich habe alles getan, um mit ihr und den Erlebnissen ins Reine zu kommen. Ich glaube, dass ich die Vergangenheit bewältigt habe, denn dreizehn Jahre später hatte ich folgenden Traum: Ich stehe auf einer Brücke und meine Mutter kommt von der anderen Seite, breitet die Arme aus und sagt: ›Das wird nie wieder passieren, es tut mir leid.‹ Der Traum war für mich eine Erlösung, denn zu Lebzeiten hat meine Mutter nie so etwas gesagt oder getan.«

»Sie sprechen immer von Ihrer Mutter. Was ist mit Ihrem Vater?«, fragte ich nach.

»Den kenne ich nicht. Er war im Krieg und ist dann verschollen. Meine Nachforschungen haben ergeben, dass er wieder zurückkam, aber er hat sich nie bei mir gemeldet. Auch auf meine Kontaktbemühungen bekam ich keine Antwort. Ich habe meinen Vater also nie gesehen. Das kann ich ihm nicht verzeihen. Ich kann das nicht hinnehmen, ich fühle mich verlassen, bin immer noch wütend.«

»Ich denke, Sie sollten sich bei Ihrem Vater bedanken, denn er hat Ihnen ein stabiles physisches Erbe hinterlassen. Sie haben gesagt, dass Sie noch nie im Leben ernsthaft krank waren. Ihre Mutter sagte immer: ›Du siehst aus wie dein Vater.‹ Nur durch seine Gene, den von ihm geerbten gesunden Organismus konnten Sie werden, was Sie geworden sind, und zwar ohne jede Unterstützung aus Ihrem Elternhaus. Mehr noch, es hat Ihre therapeutische Arbeit beflügelt, weil Sie durch eigenes Erleben Verständnis aufbringen und einsamen, hilflosen Kranken Trost und Beistand geben konnten. Ihre Erlebnisse in Ihren ersten achtzehn Lebensjahren haben Ihre Talente freigesetzt, und die liegen in zwei Programmen, wie ich es nenne. Ihre Erfolge als Therapeutin basieren einerseits auf einem gut entwickelten Gemeinschaftssinn (Programm 6) und andererseits auf dem Erkennen und Beheben fehlgeleiteter Lebensprozesse (Programm 8). Weil Sie ein Defizit in Programm 5 (Umgang mit Gefühlen und Emotionen wie Angst, Aggression, Liebe und Mitgefühl) haben, spiegelten Ihre Eltern Ihnen das, worin Sie Nachholbedarf haben. Eigenschaften, die sich als Aggression und Wut gegen ihren Vater zeigen und noch immer nicht überwunden sind, und genau diese emotionalen Eigenschaften sollen Sie in diesen Leben verändern. Wie Sie mir sagten, spielen Ärger und Aggression auch sonst nach wie vor eine Rolle bei Ihnen. Betrachten wir Ihren Vaters mal aus einer anderen Sicht, aus seiner Sicht. Durch den Krieg wurde er von der Familie getrennt und musste Dinge erleben, die er nie vergessen konnte. Sie sagten, Ihre Nachforschungen hätten ergaben, dass er nach Kriegsende nur noch wenige Jahre lebte. Der

Krieg hatte ihn zerbrochen. Vielleicht hatte er auch Angst, nach all den Kriegserlebnissen zu seiner psychisch kranken Frau zurückzukehren. Sie wissen es nicht, also sollten Sie ihn auch nicht aus Unwissenheit verurteilen.«

Im weiteren Verlauf des Gesprächs bekam ich den Eindruck, dass sie nun verstanden hatte, worum es in ihrem Leben ging. Daraufhin behandelte ich ihre energetischen Schwachstellen. Nach der Behandlung war sie schmerzfrei.

Dieser Fall zeigt uns: Das Bewusstsein, das Leben kann warten, wenn es sein muss jahrzehntelang, bis es auf eine Erlösung drängt. In ihrem langen Berufsleben als Therapeutin konnte sie mit ihren mitgebrachten Talenten aus den Programmen 6 und 8 vielen Menschen helfen. Sie nutzte ihre Talente zum Segen anderer und vergaß darüber die Schwächen des fünften Programms. Erst als ihr Berufsleben altersbedingt zu Ende ging, meldete sich ihr höheres Bewusstsein über ihren Körper mit einem auf keine Behandlung ansprechenden Schmerzzustand. Schmerzlich wurde ihr bewusst gemacht, dass sie noch einen notwendigen Schritt gehen und ihre emotionale Aggressivität überwinden musste. Weil es für Erkenntnis nie zu spät ist, führte meine Aufklärung zu ihrer Bewusstwerdung und sie konnte den regulierenden Heilstrom zulassen, und zwar als ihre Seele es für richtig hielt. Die Gunst der Stunde, der richtige Augenblick!

Dieser Fall zeigt aber auch, dass ein Mensch, selbst wenn die Stärken in einigen seiner Programme dazu führen, dass er gute Leistungen erbringt und beispielsweise Erfolg im Beruf hat, trotzdem unglücklich, unzufrieden oder nachtragend sein kann, weil die Schwächen in anderen Programmen nicht behoben wurden. Ich fand dieses Problem bei vielen anderen Menschen, und das Muster war immer das gleiche. Man sonnte sich im Erfolg, den man seinen Stärken zu verdanken hatte, fürchtete sich, zu seinen Schwächen zu stehen, und war schlicht blind für dringend notwendige Erkenntnisse. Erfolgreichen und sehr fähigen Menschen ist es oft fast unmöglich, Schwächen zu zeigen oder die eigene Unfähigkeit offenzulegen. Doch ihnen kann geholfen werden, wenn ein Therapeut oder Heiler ihre Schwächen aufdeckt, sie anspricht und zum richtigen Zeitpunkt ins Licht der Erkenntnis führt.

14 Säure-Basen-Haushalt, Störung der Polarität

Bei vielen meiner Klienten musste ich feststellen, dass sie sich falsch ernähren, ihrem Körper nicht die richtige Nahrung anbieten. Gründe dafür gibt es viele: Kantinenessen, Fertiggerichte, einseitige Bevorzugung bestimmter Lebensmittel, falsche Vorstellungen darüber, was der eigene Körper braucht, und andere. Dadurch wird das Säure-Basen-Gleichgewicht gestört und meistens in Richtung Säure verlagert. Dieses so wichtige körpereigene Regulierungssystem muss deshalb pausenlos Höchstleistungen vollbringen, um das Schlimmste zu verhindern. Das führt zu Überreizung und es bilden sich Unverträglichkeiten und Allergien, bis hin zur Erschöpfung der Organfunktionen. Übergewicht, Verdauungsstörungen, Gelenk- und Gliederschmerzen, Diabetes, Gallen- und Nierensteine, Lebererkrankungen und viele mehr sind bekannte Symptome.

Bei genauer Betrachtung kann jedoch nur selten allein die Ernährung dafür verantwortlich gemacht werden. Sehr oft liegt die eigentliche Ursache im Seelischen. Wenn die Seele, das Unbewusste mit den Bedingungen im Umfeld des betreffenden Menschen nicht klarkommt, gibt es auch mit dem Stoffwechsel im Körper Schwierigkeiten.

Unser Körper und unsere Seele, unser Unbewusstes stehen in ständiger Wechselwirkung miteinander. Sie sind die Polaritäten der psychosomatischen Wechselwirkung. Ist diese psychosomatische Wechselwirkung gestört, entwickeln sich psychosomatische Erkrankungen. »Ich bin sauer«, sagt der, der zu viel Ärger hat, und das überträgt sich auf den Körper. Auf diese Weise wird nicht nur das Gemüt sauer, sondern auch der Körper. So gesehen entsteht aus zwei Richtungen, falsche Ernährung und Lebensschwierigkeiten, Einseitigkeit im polaren Gleichgewicht der Säuren und Basen.

Verantwortlich für ein Sauersein sind hauptsächlich die schon so oft besprochenen Emotionen (Programm 5). Doch diese können in alle anderen Programme hineinwirken und psychosomatische Erkrankungen auslösen, sehr oft verbunden mit einer Erstarrung bei Entscheidungen jeder Art. Der Betroffene hat keine Motivation mehr, seine Eigeninitiative ist gleich Null. Gleichfalls betroffen ist die sonst so gut funktionierende Suche nach Heilinformationen im eigenen Bewusstsein. Heilmittel zur Selbstregulierung werden nicht mehr erkannt und genommen. Der Klient ist schwer therapierbar. Resignation macht sich breit und der Wunsch nach fremder Hilfe kommt auf: Bitte heile mich. Diese Erstarrung der Eigeninitiative geht immer einher mit einer Blockade des Informationsaustauschs in den Programmen. Welche Programme davon betroffen sind, ist individuell unterschiedlich und kann nur im Gespräch ergründet werden. Eine andere Möglichkeit bietet sich über die schon öfter erwähnte Chakrendiagnose. Stoffwechselstörungen, ob durch falsche Ernährung oder seelisch bedingt, sind die unangefochtene Nummer eins unter den Krankheitverursachern. Hier drängt sich unweigerlich die Frage auf, ob es einen tieferen Hintergrund dafür gibt. Stoffwechselstörungen im Körper sind für mich das psychosomatische Ergebnis von Problemen mit dem Informationsaustausch in den Programmen.

Weil ich über die Chakren Zugang zu den beteiligten Programmen bekomme, möchte ich meinen Weg der Ursachenfindung über die Chakren beschreiben.

Wenn ich mir die energetischen Muster der von Stoffwechselstörungen betroffenen Menschen ansehe, zeigt sich immer das gleiche Bild. Das zweite Chakra (Sakralchakra) und das fünfte Chakra (Halschakra) sind immer dann disharmonisch, wenn eine seelische Ursache vorliegt. Diese Disharmonien stehen immer in Relation zu dem Krankheitsgeschehen. Je gravierender das Krankheitsbild, desto stärker die Disharmonien im Energetischen. Diese Störungen übertragen sich dann auch auf das Meridiansystem, und zwar hauptsächlich auf die Meridiane der großen Bauchorgane.

Wenn falsche Ernährung der Grund für die Stoffwechselstörungen ist, liegen die Turbulenzen zwischen dem zweiten (Sakralchakra) und dritten Chakra (Milzchakra). An einer gravierenden Stoffwechselerkrankung sind meistens weitere Chakren beteiligt, was zu Nahrungsmittelunverträglichkeiten und einer schwachen Abwehr gegen Umwelteinflüsse führt. Sind nicht nur die beiden eben genannten Chakren betroffen, sondern auch das Herzchakra, entsteht sehr oft eine Allergie. Ist das Halschakra betroffen, werden Meridiane in die Disharmonie mit hineingezogen. Organe werden fehlgesteuert und es entstehen Krankheiten, die scheinbar keinen Verursacher haben. So entstehen über den Umweg der Säure-Basen-Verschiebung unter anderen Stoffwechselstörungen und Allergien, die nur schwer auf gängige Heilmethoden ansprechen. Eine über die Energiefelder durchgereichte Störung kann bis zu einer Autoimmunerkrankung führen (siehe auch mein Buch *Heilende Hände bei Allergie*).

Solche energetischen Ungereimtheiten geben einen Einblick in die tieferen Hintergründe dieses weit verbreiteten Leidensmusters. Auf jeden Fall stellt eine Verschiebung in Richtung

Säure eine Verletzung der lebenswichtigen Polarität (erstes harmonikales Gesetz) dar. Jede Einseitigkeit, jedes Extrem ist eine Störung der Harmonie, der Ausgewogenheit.

Es lohnt sich, die oben genannten Chakren etwas genauer anzusehen. Das zweite Chakra (Sakralchakra) pulsiert im Unterleib zwischen den Hüftgelenken. Wir laufen aus dem zweiten Chakra (Beweggründe). Sinnbildlich steht das zweite Chakra für unser Verstehen (Standpunkt = Verstand). Wenn ein Offizier dem Rekruten einen Befehl gibt, fragt er: »Verstanden?«, und der Rekrut soll antworten: »Jawohl, habe verstanden.« Unser Standpunkt hat also etwas mit dem zu tun, was uns von außen befohlen, gelehrt und anerzogen wird. Alle Lernprozesse, alle Informationen, die wir durch Belehrung oder Erziehung bekommen, formen unser Bewusstsein in allen zwölf Programmen. Wenn ich den Weg der Bewusstwerdung hier über die Chakren erkläre, so liegt das daran, dass in den Chakren alle Entwicklungsprozesse unseres Bewusstseins aufgespürt werden können.

Seit einiger Zeit haben wir eine nie dagewesene Flut an zusätzlichen Informationen zu verarbeiten, die über die Massenmedien, das Fernsehen, und das Internet auf uns einströmt, Werbung eingeschlossen. Dieser Dauerstress durch Information ist meistens der erste Schritt in eine innere Unruhe, die sich dann auf die Körperchemie, auf unseren Stoffwechsel überträgt, ohne dass die Nahrung dazu beiträgt. Doch leider wird der so gestörte Stoffwechsel durch falsche Ernährung noch mehr gestört. Seelische Belastung erzeugt Unverträglichkeiten, die sich dann über die Nahrung zu einer Allergie aufschaukeln. Informationsstress nagt an unserem Standpunkt. Wir werden unsicher und übertragen diese Unsicherheit auf den Körper. Über den Körper wird dann das ganze Problem spürbar ausgetragen. Eine Korrektur, die in Richtung Heilung führen soll, muss ganzheitlich erfolgen.

Wir lernen über den Körper, durch den Körper und mit dem Körper.

Doch auch der Weg über die Nahrung führt zu den gleichen Problemen. So wie die Seele gewisse Bedingungen nicht vertragen kann, kann auch der Körper mit seinem Bewusstsein gewisse Substanzen nicht vertragen. Unser Bewusstsein befindet sich als Ganzes wie in einzelnen Strukturen (Programmen) in einem ständigen Entwicklungsprozess, so auch das auf den menschlichen Körper spezialisierte erste Programm. Der Mensch als Bewusstseinskern bringt viele Talente in das irdische Leben ein. Mit diesen Fähigkeiten kann unser Bewusstsein den von der Evolution bereitgestellten Körper übernehmen. Wir haben unseren Körper nicht erschaffen, wir haben ihn beseelt. Mit unseren Fähigkeiten und Talenten, aber auch mit unserem Unvermögen programmieren wir den zarten Körper und haben den tiefen Wunsch, mit ihm unsere Persönlichkeit zum Ausdruck zu bringen.

Dabei haben wir zwei Probleme zu lösen. Einmal müssen wir dieses Wunderwerk der Schöpfung, unseren Körper heranwachsen lassen, behüten und wenn notwendig heilen, und dies alles über Jahre hinweg. Hinzu kommt noch, dass wir die unserem Bewusstsein entsprechenden notwendigen Erweiterungen unserer Fähigkeiten vornehmen müssen. Dabei gibt es zwei grundlegende Schwierigkeiten. Einerseits treffen wir mit unserem Bewusstsein auf ein genetisches Erbe und eine bestimmte Kultur. Beides kann durchaus anders sein, als wir es bisher aus unserem bisherigen und allen früheren Leben kennen. Hinzu kommen noch die Umweltbedingungen, die sich gerade in den letzten Jahrhunderten durch den Einfluss des Menschen zu etwas nie Dagewesenem entwickelt haben.

Unsere mitgebrachten Fähigkeiten, unsere Talente, bestimmen, wie wir mit all diesen Herausforderungen klarkommen und wie wir zusätzlich unser Wissen und Können in vieler Hinsicht verbessern können. Vieles geht leichter, wenn wir die Gesetzmäßigkeiten hinter dem erkennen, was uns Sorgen macht, und wenn uns bewusst wird, wie wir sie nutzen können. Deshalb möchte ich nochmals darauf hinweisen, dass die neue Sicht des geistigen Heilens, wie ich sie nicht nur in diesem Buch beschreibe, eine große Hilfe für ein erfülltes Leben bietet.

Schlussbetrachtung

Nach nun mehr als vierzig Jahren Wirken als Geistheiler möchte ich zusammenfassend betonen, dass es äußerst lohnend ist, sich mit der neuen Sicht der Geistheilung anzufreunden. Das zeigt sich auch am Erfolg der von mir vor zwanzig Jahren gegründeten *Schule der Geistheilung nach Horst Krohne*®. Hier haben schon mehr als 20.000 Schüler ihre Ausbildung absolviert. Das Wertvollste, was sie neben dem geistigen Heilen hier lernen, ist das Aufdecken der Hintergründe von Krankheit und Not. Aus den Mustern aller Chakren und Meridiane lässt sich gut erkennen, in welchen Bereichen das Gesamtbewusstsein Defizite hat und natürlich auch, wo die Talente liegen. Die Schwächen in den zwölf Programmen werden sichtbar und können im Gespräch über die vorhandenen realen Probleme in Richtung Beherrschbarkeit geführt werden. Bei einer Behandlung, einer Harmonisierung der Felder entsteht vorübergehend, das heißt für ein bis drei Tage eine höhere Vollkommenheit in allen energetischen Systemen der Lebenssteuerung. Auf der unbewussten Ebene lernt unsere Seele, sich auf die harmonisierten Informationen in den Energiemustern einzustellen, und auf der bewussten Ebene führen die aufklärenden Gespräche zu neuen Erkenntnissen. Dieser optimierte Zustand auf zwei Bewusstseinsebenen bietet dann gute Heilchancen und kann zu einer Verbesserung der Lebenssituation führen. Natürlich muss der Klient die neuen Gegebenheiten bewusst und unbewusst annehmen.

Doch hier liegt eines der größten Probleme, nicht nur bei der Geistheilung. Jede Stimulation zur Selbstheilung, mit welcher Methode auch immer, muss vom Klienten bewusst und unbewusst angenommen werden. Darum sagt der Arzt: »Mal sehen, ob dieses Medikament bei Ihnen anschlägt.« Deshalb bitte ich den Klienten stets drei bis fünf Tage nach der Behandlung zur Kontrolle, bei der ich überprüfe, wie alle Heilinformationen und Gespräche angenommen wurden.

Bei der Hälfte meiner Klienten bleiben die Werte stabil, was bedeutet, dass die Selbstheilung in Gang gekommen ist. Wenn dies nicht sofort feststellbar ist, kann wieder den Energiefeldern entnommen werden, welche Themen besonders schwer integriert werden können. Die betreffenden Klienten müssen mehrmals behandelt werden, und zwar Schritt für Schritt. Auch zeigt sich in der energetischen Diagnose, welche zusätzliche Behandlungsart noch vonnöten ist. Es kann durchaus vorkommen, dass mit der energetischen Korrektur nur die Therapierbarkeit durch andere Heilmethoden möglich wurde. Das ist die große Stärke der Geistheilung: Sie ist mit jeder anderen Methode kombinierbar. Über die Chakrenbehandlung und im Gespräch erreichen wir im Gesamtbewusstsein des Klienten eine Veränderung. Die so gewonnene neue Sichtweise wirkt im Bewussten und Unbewussten entkrampfend und löst die Therapieresistenz auf. Gespräche über die zwölf Programme und den Sinn ihrer Entwicklung fördern eine schnelle und dynamische Bewusstseinsentfaltung.

Nachdem ich die Rohfassung dieses Buches geschrieben hatte, lud ich im Dezember 2016 einige Heiler und Dozenten der *Schule der Geistheilung nach Horst Krohne®* zu einem Workshop nach Teneriffa ein. Ich wollte erfahren, wie andere Heiler die Methode mit den zwölf Programmen beurteilen und ob sie die anderen Anwendungsgebiete der Geistheilung überhaupt sinnvoll ergänzt. Ich hatte diese Zusammenkunft als Workshop ausgeschrieben, weil ich Theorie und Praxis verbinden und sehen wollte, ob dieses System auch von anderen in die Praxis umgesetzt werden kann. Heilen und Heilung kann man ja nur im Erleben und Erfühlen lernen und erfahren, also in der Praxis. Der Heilungsprozess selbst bleibt immer im Unsichtbaren.

Das Unerwartete geschah. Die Methode der zwölf Programme wurde begeistert aufgenommen. Und alle Teilnehmer waren am dritten Tag des Workshops in der Lage, in bisher unerreichte Dimensionen der Heilung vorzustoßen. An dieser Stelle möchte ich mich bei ihnen und all den Menschen, denen ich die Programme bereits vorher vorgestellt hatte, für die vielen Anregungen bedanken. Sie waren ein Geschenk und haben maßgeblich zum Gelingen dieses Buches beigetragen.

Unterdessen gibt es die ersten Rückmeldungen aus der Praxis. Heiler und Klienten berichteten übereinstimmend, dass Regulierungen über die zwölf Programme vor allem eine *Bewusstseinserweiterung* mit sich bringen. Hier einige Aussagen von Klienten:

> *»Ich habe schlagartig meine eigene Größe gespürt.«*
> *»Das Ausmaß meines Schaffens und Seins ist mir bewusst geworden.«*
> *»Für mich war die Behandlung ein Quantensprung.«*
> *»Die Behandlung hat mir meinen Lebensmut und meine Lebensfreude zurückgebracht.«*
> *»Ich habe Wesenszüge in mir erkannt, die ich nicht erwartet hatte.«*

Eine Regulierung der zwölf Programme, gepaart mit Geistheilung, wirkt also in erster Linie in die Bewusstseinsbereiche hinein, die mit Handauflegen und Chakra-Behandlung bisher nur schwer zugänglich waren. Es gab sogar Spontanheilungen, die offenbar nur über die Programmregulierung zustandegekommen waren.

Es ist mein Wunsch, dass die hier vorgestellte Methode vielen Heilern und ihren Klienten ein weiteres Fenster zu einem lichtvollen Leben öffnet.

Teneriffa, Winter 2017

Horst Krohne

Nachwort

Heilen durch Dialog. Die Schule der Geistheilung nach Horst Krohne®.
Endlich ein Brückenschlag zwischen Schulmedizin und alternativen Heilmethoden möglich?

Mindestens ein Dutzend Mal habe ich mich gefragt, warum tue ich mir das an? Weshalb lese ich ein Buch über Geistheilung? An keiner Universität oder Fachhochschule wird das gelehrt. Nach wie vor ist es umstritten. Weil jahrelang Esoterik-Scharlatanerie die Reputation der Geistheiler beschädigte. Oder wissenschaftlich geschulte Zweifler es darauf anlegten, Geistheilung als Ganzes ins Lächerliche zu ziehen. Denn – was man nicht messen, wiegen oder zählen kann, gilt weder als fundiert noch als bewiesen.

Warum also lese ich, grundsätzlich interessiert an Sinn-, Kultur- und Wertefragen, gerade jetzt erstmals eines dieser Bücher? Skeptisch, weil wissenschaftlich infiziert. Noch dazu Nicht-Heilerin. Absoluter Laie.

Hoch komplex, aber logisch

Es ist nicht gerade ein Spaziergang in diese für mich neue Welt. Schon eher eine schweißtreibende Kraxlerei über Felsen und Schluchten. Die Beschäftigung mit so hoch komplexen und hoch komplizierten Themen wie Chakren, Nebenchakren, Meridianen, Schwingungen, Energiefluss, Störungen, Blockaden, Krankheitsursachen und Selbstheilung. Und Kommunikation. Und Lebenskalender.

Es geht um Kommunikation zwischen Menschen. Zwischen Organen und Zellen. Zwischen Körper, Seele und Geist.

Auf den ersten Blick ist das verwirrend. Ein ungewohntes Vokabular. Ein Mischmasch religiös und medizinisch determinierter Worte. Dann wieder eine klare Beschreibung komplizierter psychischer und physikalischer Prozesse.

Wer – als Laie – das erste Chaos im Kopf übersteht, bleibt hängen. Der Horizont erweitert sich. Das Verständnis folgt oft mit ungeahnter Leichtigkeit und kaskadisch anmutender Schnelligkeit. Der aufgespannte Fächer der Zusammenhänge zwischen allem Körperlichen, dieses Wunder an Schaltkreisen und Versorgungssystemen, erweist sich von Segment zu Segment deutlicher als ein bewusst und unbewusst funktionierendes Ganzes:

Wie großartig vernetzt der Mensch mit Materie,
Geist und Energie interagiert.
Was unter Geistheilung zu verstehen ist.
Was durch Müllberge in unserem Kopf, durch
Umwelteinflüsse, bewusste oder unbewusste leidvolle
Erfahrungen unserer Seele unserem Körper angetan wird.
Wo Erklärungen für Erkrankungen psychischer wie
physischer Natur liegen können.
Wie wir uns selber vor Bedrohungen unserer körperlichen
und geistigen Gesundheit schützen oder durch die Hilfe
des Geistheilers uns diesen Schutz selbst angedeihen
lassen können.
Kurz: Wie das Gesamtkunstwerk Mensch funktioniert.

Zumindest scheint einem immer wieder für Bruchteile von Sekunden eine diesbezügliche Klarheit geschenkt zu werden. Und manchmal fragt man sich sprachlos, warum man so lange so wenig wusste? Warum man so lange nicht *bewusst* war? Und warum man sich dieser Quelle für Gesundheit und Heilung erst jetzt bedient?

Das alles (so weit man es versteht ...) klingt geradezu beängstigend logisch.

Teilbewusstsein und Unbewusstes

Für einen der meistdiskutierten, bedeutendsten deutschen Philosophen, Heidegger, war die Frage nach dem Sein die relevanteste und grundsätzlichste Frage überhaupt, der sich ein Philosoph widmen sollte. Das Sein und das Warum, der Blick hinter die Kulissen des bewussten Lebens und die Beschäftigung mit dem Sinn desselben können fundamentale, ja eruptive Prozesse auslösen. Aber meistens versucht man vieles intellektuell, also mit dem »Teilbewusstsein« (Zitat Krohne) zu analysieren.

Der wesentlich größere Teil unserer Erkenntnis- und Entwicklungsmöglichkeiten schlummert offensichtlich im Verborgenen. Im Unbewussten. In anderen Verhaltensebenen. Da beginnt dann das wahre Abenteuer für jeden Einzelnen, falls er sich darauf einlässt. Eine schier unübersehbare Fülle individueller Potenziale und Wissenstools sind die für jede einzelne Person maßgeschneiderte Morgengabe der Geburt.

Ein exakt angepasster Maßanzug – mit den jeweils auf das Individuum persönlich zugeschnittenen Lebensprogrammen.

Ein Rasterplan fürs Leben mit zwölf Programmen

Da die meisten Menschen in unserem Kulturkreis Ordnung lieben (mit Ausnahme vielleicht der pubertierenden, mit Akne und Protesthaltung überbeschäftigten innerfamiliären Nachwuchstalente), ansonsten aber Zahlen und deren (An-)Ordnung in unserem Leben relevante, durchaus bedeutsame und aussagekräftige Rahmenbedingungen setzen, gibt es, selbstverständlich fast, zwölf auf Körper und Geist bezogene Programme. Interpretierbar als Anleitung zum Glücklich-Sein.

Das Wunderwerk Mensch ist mittels dieser Programme imstande, selbst- und lebensregulierend zu agieren sowie in alle Lebenserhaltungs- und Steuerungssysteme einzugreifen. Ob es um das Körperbewusstsein, das Denken an sich, die Beherrschung von Materie, Wissenschaft oder um Gemeinschaftssinn geht, um Moral, Ethik und Gesetze, Menschenführung und Spiritualität bis hin zu Schöpfungsfragen, jedes Programm ist für sich gesehen eine Offenbarung von existierenden Möglichkeiten und Chancen.

Ein Stufen-Plan zum Glück. Zum Glücklich-Sein.

Die zwölf definierten Programme sind ein frappierend eindrucksvolles Gedanken- und Erklärungsgerüst für das Wie und Weshalb menschlicher Existenz, eingebettet in eine fast unbeschreibbar großartige Schöpfung. Der zwölfteilige Stufen-Plan (zum Glücklich-Sein) erfüllt die Sehnsucht nach *Erklärung*. Nach der Möglichkeit, wenigstens ansatzweise nachvollziehen zu können, welches fantastische, nicht kopierbare und von keinem Techniker der Welt herstellbare wundervolle Instrument der menschliche Körper ist. Und in einer noch viel überragenderen Art und Weise der menschliche Geist.

Das, was Eliten – religiöser, wirtschaftlicher, gesellschaftlicher oder kultureller Natur – für sich in Anspruch nahmen und nehmen, nämlich das Wissen ob der Dinge – auch unsichtbarer Dinge –, erfährt in diesem Buch eine logische Aufbereitung. Für jeden nachvollziehbar, der sich der Mühe unterzieht, seiner programmatischen Spur folgen zu wollen.

Denn: *Jeder hat alles in sich, um zu verstehen.*

Und mit Horst Krohne gibt es hier jemanden, der großzügig dieses Wissen teilen möchte. Und es begreifbar darstellt. Besonders berührend und sympathisch daran ist, dass Intellekt allein nicht genügt, um in die Nähe eines Verständnisses zu kommen. Eines Verständnisses für Geistheilung. Man muss sich – wohl oder übel – *mit sich selbst* auseinandersetzen. Die eigenen Verletzungen identifizieren. Aufspüren, wo die Vergangenheit Knoten in die Kommunikationsstränge geflochten hat. Erarbeiten, welche Stromschnellen im Kommunikationsfluss überwunden oder umfahren werden müssen, um voranzukommen.

Wobei Horst Krohne keine Gute-Nacht-Geschichte für Erwachsene bietet.

Er bietet keine Esoterik-Fast-Food-Kost. Auch keinen Religions-Ersatz.

Und, zugegeben, es gibt Leichteres als eine Veranschaulichung materialisierter Energie und dematerialisierter Energie. Die berühmte rosa Wolke etwa – mit dem gütigen Gesicht eines für alles Verantwortlichen und über allem Stehenden. Oder die gesichtslose, schwertschwingende Allmacht.

Außerdem mutet der Anspruch, dass wir alles in uns tragen – und somit *notabene* selbst verantwortlich sind für unser Glücklich-Sein oder Unglücklich-Sein –, ziemlich radikal an. Und ist damit für alle, die ach so gerne andere für jedes Malheur verantwortlich machen, eine nicht gerade bequeme Perspektive. Auch politisch gesehen.

Horst Krohne scheint jedoch als Geistheiler und als Gelehrter ein bedeutendes, bisher fehlendes Puzzle-Teil zur Komplettierung des Bildes beizutragen, das sich die meisten wünschen: eines Bildes, das Antworten auf die Fragen nach dem Wie und Warum unseres Lebens gibt. Auf die Frage, ob wir uns irgendwann einmal in Luft auflösen oder – auch nach dem Tod – Teil des geistigen Universums werden beziehungsweise bleiben.

Die zwölf Programme. Da drängt sich der Vergleich mit einem philharmonischen Konzert von zwölf wundervollen Solisten auf, die in ihrem harmonischen Zusammenspiel die Ouvertüre für den ultimativen Wunsch nach Heilung bilden. Heilung von Angst. Heilung von Schmerzen. Heilung von Wunden im Körper. In der Seele. Im Lebenskalender. Bis hin zum berauschenden Finale der Bewusstseins-Weiterentwicklung.

Selbstheilung kann jeder

Wenn ein hoch angesehener Schulmediziner wie Johannes Huber sagt: »Ich bleibe dabei: Der wirkliche Heilmechanismus geht vom Körper aus, man darf ihn nicht unterbrechen« (*Es existiert, die Wissenschaft entdeckt das Unsichtbare*), ist das ein Schulmediziner von Weltruf, der diese Äußerung macht – und jeder nickt zustimmend.

Sagt ein gleichfalls hoch geschätzter Geistheiler, dass Heilen, das Erkennen und Beheben von fehlgeleiteten Prozessen ohne medikamentöse und chirurgische Eingriffe möglich ist, ja selbst elektromagnetische Ladungen im Erbgut durch geistige Programme verändert werden können, dann ist die Neigung zu ablehnendem Kopfschütteln allerdings groß.

Dass beide »Lehrmeinungen« zutreffen, ist mittlerweile hinlänglich publiziert. Und kommt dennoch einem historischen Brückenschlag zwischen Geistheilung und Schulmedizin gleich.

Kritiker helfen

Was man im vorliegendem Buch lesen kann, ist eine anspruchsvolle Zusammenführung und plausibel klingende Darstellung von Fragestellungen über die Funktions- und Energie-Fülle unseres Körpers. Es führt hin zu Erkenntnismöglichkeiten von

Geist und Seele, die großzügig geteilt werden sollten, aber von so mancher Religion als spirituelles Geheimnis für Auserwählte ängstlich gehütet werden. Es ist ein Angebot, äußerst gewählt in Worte gekleidet, von Verbindungsstücken zwischen Gelerntem und Erahntem.

Wenn sich alle Menschen mit derselben Anstrengung, mit der Freiheit, Gleichheit, Brüderlichkeit, Toleranz und Humanität gepredigt oder deklariert werden, um eine offene Haltung gegenüber den Möglichkeiten der Geistheilung bemühen würden, ihren Ansichten und Erkenntnissen die gleiche Wertigkeit unterstellen würden, wie es in Bezug auf die Schulmedizin geschieht – dann wären wahrscheinlich so weitreichende Verbesserungen für die Menschheit möglich, dass einem fast schwindlig werden könnte. Natürlich: verbunden mit Macht-Einbußen für die eine oder andere Gruppe. Aber: vermeintlichen Macht-Einbußen, denn das Mehr an Offenheit bringt ein Mehr an Lebensqualität.

Kritik ist nicht *per se* schlecht. Ein kritischer Diskurs dient der Sache. Herabwürdigung und Miesmacherei tun dies nicht. Scharlatane – das ist weit und breit bekannt – gibt es hier wie dort, manchenorts gepaart mit Gier und Korruptheit. Nehmen wir nur die Medien. Oder andere transatlantische Seilschaften. Da geht es um Pfründe. Das Sichtbare bildet nur die Spitze des Eisbergs. Umfassend wird die herrschende (Lehr-)Meinung vorgegeben. Das Gegenteil von Ehre für den korrupten Klüngel, der für Wirtschaft-, Finanz- und Politskandale sorgt, ohne dass ihm die Schamesröte öffentliche Auftritte verunmöglichen würde.

Genug der Seitenhiebe auf eine Geisteshaltung, die sich selbst *alles* zugesteht – und anderen Geisteshaltungen *nichts*. Sie sollte im Hinterkopf behalten werden. Es erscheint wichtig, den Ist-Zustand nüchtern in Rechnung zu ziehen, um nicht in eine ähnliche Falle zu tappen und eine Alles-ist-möglich-und-möglichst-meins-Mentalität zu entwickeln.

Versöhnung greifbar nahe

Ausdrücke und Bruchstücke dieser Gesinnung, ein rücksichtsloses Elitedenken, verhinderten bisher die grenzüberschreitende und breit angelegte Versöhnung von Schul- und Alternativ-Medizin. Von Heilmethoden unterschiedlichster Provenienz.

Aber das Spektakuläre ist: *Verkrustungen brechen auf.* Über Jahrzehnte, ja Jahrhunderte zementierte Lehrmeinungen weichen auf. Territoriales Anspruchsdenken gerät ins Wanken, weil erkannt wird, dass niemand im Besitz der alleinigen Wahrheit über das sein kann, was richtig und falsch ist, was Heilung bringt und was nicht.

Wir leben in einer Zeit des Umbruchs. Eine *window of opportunities* tut sich auf für einen Fachgebiete übergreifenden Handschlag.

Kritik ist gut. Skepsis ebenso. Daran möchten wir nicht rütteln. Ohne beides gäbe es keinen Fortschritt. Der so dringend notwendige Diskurs zwischen Schul-Medizin und Alternativ-Medizin allerdings wurde viel zu lange unterdrückt. Wer das Heilsein des Menschen in den Mittelpunkt seiner Anstrengungen rückt, und das behaupten schließlich beide Seiten, kann nicht *nicht* miteinander kommunizieren.* Er kann nicht *nicht* debattieren. Er kann nicht *nicht* Dialog führen mit Wissensbereichen und Wissenschaftsdisziplinen, die andere Ansichten, Zugänge und Erkenntnisse haben als die eigenen.

Das eifersüchtige Hüten eigener Wissensbereiche führte bisher dazu, dass die Sicht am Zaun zur angrenzenden (Wissens-)Weide endet. So kann sich der Wissenszuwachs nicht

---

* In Anlehnung an: Watzlawick, Paul/Beavin H. Janet/Jackson D. Don (2016): *Menschliche Kommunikation*, Verlag Hogrefe, ISBN 978-3-456-85745-9, Bern. Darin werden u.a. die 5 Axiome der Wirkung und Funktionen von Kommunikation dargelegt; auch das besonders häufig zitierte von Paul Watzlawick: »Man kann nicht nicht kommunizieren.«

potenzieren. Manche, wie ich, halten das für eine *wirklich* falsche Strategie.

Heute *braucht* es nicht nur den Blick über den Zaun, über die Mauer, hin zu anderen Ufern. Wir *müssen* unseren Blick sogar weit schweifen lassen und allen anderen (dialogisch) auf Augenhöhe begegnen. Und der Zeitpunkt könnte nicht perfekter sein.

Ein Zusammenschluss von Philosophen, Physikern, Medizinern, Neurowissenschaftlern und Lehrern der großen Weltreligionen – Utopie oder greifbar nahe?

Könnte das noch Unerklärliche dann eher begreifbar und fassbar werden? Augenblicke einer ins Innerste vordringenden und sich ausbreitenden Erkenntnis bringen?

Kommunikation ist Energie

Kommunikation wird zum Schlüsselwort bei fehlgeleiteten Prozessen. Aber auch für die Beschreibung des Weges, auf dem Gesundung möglich wird. Unter Kommunikation (lat. *communicatio* = Mitteilung, Austausch; *communicare* = in Verbindung stehen) wird die Verständigung zwischen Menschen mittels Sprache oder Zeichen beziehungsweise nonverbaler Ausdrucksformen (wie Gestik, Mimik) verstanden. Diese Art der Kommunikation spielt bei der Geistheilung natürlich eine große Rolle. Eine noch größere spielt aber die »interne Kommunikation« – im Körper des Menschen, zwischen den Organen, den Zellen, zwischen Körper, Geist und Seele.

Ziel und Garant für Gesundung und Gesundheit ist die störungsfreie Weiterleitung von Informationen, von Energie innerhalb des Körpers. In der richtigen Dosis und Intensität gesendet vom Regisseur Geist an Organe, Zellen – oder auch an die Seele. Ist eine solche Kommunikation nicht möglich, erschlafft alles, wird anfällig, kann es sich gegen zerstörerische

Einflüsse (Krebs und dergleichen) nicht wehren. Es wird krank. Ja, so simpel die Erklärung, so unglaublich vernetzt und komplex die tatsächlichen Abläufe und Prozesse. Trotzdem, vergessen wir nicht: Wahrheiten sind immer einfach. Ähnlich den Affirmationen, einfach klingenden Merksätzen, die täglich verinnerlicht, ganzheitliche Genesungsprozesse initiieren können. Einfach. Wirkungsvoll.

Gebraucht wird die ungestörte Kommunikation zwischen Chakren, Organen, Zell- und Nervensystem, zwischen Geist & Seele. Eine solche Kommunikation ist ein »Gesund-Brunnen«, solange alles fließt. Solange alles im Körper, im Geistigen und Seelischen im Lot ist und ein inneres Gleichgewicht den Idealzustand einer Kommunikationsebene signalisiert, geprägt von einer *dialogischen* Qualität.

Kann Dialog heilen?

Der Zugang von Kommunikationswissenschaftlern und Heilern zum Dialog könnte nicht unterschiedlicher sein, weil ihre Zielsetzung unterschiedlich ist. Aber in beiden Fällen geht es um ergebnisorientiertes Agieren: Wie erreiche ich, dass Menschen durch eine entsprechende Kommunikationskultur, durch geeignetes *Inter*-Agieren, ein definiertes Ziel gemeinsam erreichen? Dem Heiler geht es dabei weniger um erklärendes Kommunizieren zwischen ihm und seinem Schützling. Es geht ihm vielmehr darum, wie er eine Initialzündung für die Selbstheilungsprozesse des anderen erreicht, die körperinterne Kommunikation so aktivieren helfen kann, dass das interne Kraftwerk wieder hochfährt oder endlich ungestört arbeitet. Die Energiezentren im Körper ins Lot kommen. Der Energiefluss zwischen den Abermillionen Zellen, Neuronen, Schaltkreisen und Netzwerk-Systemen einerseits und den Organen andererseits gewährleistet ist und einen ebenso aufklärenden wie für beide Seiten klärenden Dialog erlaubt.

Hier ist von der ursprünglichsten Form von Dialog die Rede, einer reibungsfreien Übermittlung – der ungestört fließenden Kommunikation, die Körper, Geist und Seele in schwebender Balance hält. Ihnen alles Schwere nimmt. Im eigentlichen Wortsinn den Dia-Log ermöglicht: das Wort, den Geist, *durchfließen* lässt (griech. *dia* = durchlässig; *logos* = das Wort, der Geist).

Das kann jetzt beginnen – auch zwischen Schulmedizinern, Philosophen, Physikern, Neurowissenschaftlern, Religionsvertretern. Dieser Dialog wurde bisher zu wenig praktiziert. Möge er endlich gelingen – jenseits von Geld, Macht und Partikularinteressen – im Sinne einer neuen Ethik, Humanität und Toleranz gegenüber dem Wissen und Können anderer. Und im Interesse einer neuen Qualität des Zusammenlebens, die der menschlichen Großartigkeit gerecht wird. Lokal. National. Global.

Ein solches Verständnis, diesen energetisch-kommunikativen Fluss des Dialogs, in die Geistheilung gebracht zu haben ist Krohnes Verdienst. Horst Krohne, diesem Achzig-plus-Gelehrten mit tausend Jahren Erfahrung im Gesicht und den wachgütigen Augen eines Weisen, ihm gebührt dafür größte Wertschätzung und größter Dank. Generell für sein Wirken. Speziell aber für das vorliegende Buch.

Es ist keine Gute-Nacht-Geschichte für Erwachsene.

Kein Esoterik-Fast-Food. Kein Religions-Ersatz.

Es ist eine Sinn machende Erweiterung von Denkansätzen. Christlicher, buddhistischer, muslimischer. Und für gänzlich Ungläubige eine Anleitung zur neuen Nachdenklichkeit.

Wer denken kann, wird nämlich nachdenklich. Aller Skepsis zum Trotz.

Und wenn man bedenkt, dass uns die Hirnforschung sagt, nur ein winziger Teil unserer fantastischen Schaltzentrale im

Kopf ist bisher erforscht – warum sollten wir dann in anderen Bereichen, im Seelisch-Geistigen, schon alles wissen?

Lüften wir den Vorhang doch ein wenig, der unseren visuell, akustisch, optisch, olfaktorisch und sonstwie sensorisch wahrnehmbaren Alltag umgibt und ihn abgrenzt gegenüber dem *nicht* äußerlich Wahrnehmbaren und Erfassbaren. Das kann uns eine neue Welt eröffnen. Zugang gewähren zu anderen Dimensionen unseres Seins. Zu Empfindungsebenen von kontemplativem Charakter.

Hervorgerufen und möglich gemacht durch fließende Kommunikation in uns.

Das ist der »Gesund-Brunnen« schlechthin. Vorausgesetzt, wir kennen die Bedingungen für den ungestörten Energie- und Kommunikationsfluss. Wissen, welche Hebel wir wie in Bewegung setzen müssen. Um akzeptieren zu können. Respektieren zu können. Und danach zu handeln.

Seriöse Fachlichkeit gefragt

Weder Schul-Mediziner noch Alternativ-Mediziner können ohne seriöse Fachlichkeit Erfolg haben. Für Heiler gilt das ganz besonders. Das kann nicht nachdrücklich genug gesagt werden, um dem latent vorhandenen Vorwurf der Pantoffeln tragenden Quacksalber zu begegnen. *Heilen ohne einschlägiges Wissen ist nicht möglich.*

Aber mit fundiertem Wissen sind Heiler hilfreich als Navigator für Menschen, die Gesundheit leben möchten. Sie sind eine Stütze in Krisen, aufmunternd und festigend, wenn Skepsis suggerieren will, dass der Griff zu Medikamenten oder zum Skalpell die schnellere und effizientere Lösung gegenüber den eigenen Selbstheilungskräften sei. So verdienstvoll die Schul-Medizin für das Wohlergehen der Menschen auch war und ist, ihr Alleinanspruch auf Heilung gehört der Vergangenheit an –

und irgendwann wird es auch für Heiler standardisierte Kriterien und anerkannte Zertifizierungen geben.

Eine Um- und Neuorientierung zur Erweiterung des Spektrums, wie Menschen geholfen werden kann, ist bereits in vollem Gange. In diesem Kontext hoch erfreulich: Immer mehr Mediziner erkennen, dass die 10-Minuten-Vorgabe (mehr Zeit darf ein Arzt pro Patient nicht kalkulieren, damit es sich »rechnet«) ein therapeutischer Wahnsinn ist. Wo doch das therapeutische Gespräch, wie allmählich erkannt wird, das größte Heilungspotenzial in sich trägt. Hier ist wohl ein grundlegendes Umdenken im Versicherungssystem gefragt.

Zentral ist die Kommunikation: *zwischen* den Organen. *Zwischen* den Zellen. Und *zwischen* Körper, Seele & Geist, wo die Pharmaindustrie sie leider nur schwer in Gang setzen kann. Störungen, die zu Tumorbildungen und ähnlichen Symptomen führen, lassen sich chirurgisch entfernen. Keine Frage. Aber das Skalpell löst nicht das Problem, das überhaupt erst zu der wilden Wucherung von Zellen geführt hat.

Das »Krank-Machende« im Körper bedarf einer zusätzlichen Therapie. Geistig-seelische Komponenten müssen mit einfließen. Interagieren. Belastungen aufheben, die vielleicht tief verborgen im Menschen schlummern und ihn »krank gemacht« haben.

Schmunzeln Sie ruhig, aber Meditation senkt beispielsweise das Risiko eines Herzinfarkts um 50 Prozent (publiziert im renommierten Wissenschaftsmagazin *Science*) – und es kann heute ziemlich sicher davon ausgegangen werden, dass der Ursprung, der Auslöser aller Krankheit in uns selbst zu finden ist. Zumeist verborgen, aber vorhanden.

Was kränkt, macht krank.

Oft wehrt sich der Körper Jahre dagegen. Sträubt sich gegen den Ausbruch etwa von Krebs. Irgendwann aber erschlaffen die Kräfte des Immunsystems – und das Unheil, die Nicht-Heilung, nimmt seinen/ihren Lauf.

Erkenntnis-Defizite oder Machtfragen?

Worauf gründet eigentlich die teils heftige Ablehnung von Geistheilern? Weshalb kommt es so oft zu ehrabschneidender Wortwahl, wenn sie als esoterisch angehauchte Fantasten ohne jeglichen Bezug zur Realität verunglimpft werden? Warum neigt der Mensch generell eher zur Verleumdung, als sich um Verständnis zu bemühen?

Oder ist es ganz einfach wieder einmal das profane alte Lied von Einfluss und Herrschaft, das jede Gesellschaftsform prägt? Mächtige Cliquen bangen um ihre – geliehene – Macht, wenn es plötzlich Personen und Erklärungen gibt, die nicht geheimbündlerisch agieren, sondern helfen wollen? Vielleicht sogar absichtslos? Mit wenig Pomp und finanziellen Ressourcen? Fürchten sich bestimmte Eliten vielleicht davor, einzugestehen, dass das, was heute als wissenschaftlich gesicherte Erkenntnis gilt, womöglich bestenfalls erbsengroß ist verglichen mit dem, was wissenschaftlich bisher ungeklärt, mysteriös und rätselhaft ist? Ja, Grundlagenforschung und Empirie lassen noch zu wünschen übrig. Aber warum muss man davon ausgehen, dass die wirklich relevanten Erkenntnisse in den Labors, Elite-Unis und Silikon-Valleys dieser Welt gefunden werden?

Wieso sind manche überzeugt, im Besitz des allein gültigen Wissens zu sein …

> *Obwohl renommierte Gehirnforscher klipp und klar sagen, dass wir noch nicht einmal einen Bruchteil dessen, was unser Gehirn zu bieten hat, wirklich erforscht haben. Obwohl der forschungsgläubige Mensch zwar schon auf dem Mond gelandet ist, bis heute aber nicht fähig ist, eine einzige winzige menschliche Zelle nachzubilden, die jeder von uns in Hülle und Fülle – milliardenfach – sein Eigen nennt.*

Ja, wir treffen Feststellungen wie »Alles Leben ist Energie, alles Leben ist Schwingung« – und sprechen damit Sperrgebiete des bisher Erklärbaren an. Wir befassen uns mit höheren Dimensionen und dem Göttlichen.

Für bestimmte Eliten ist das alles klar. Sie lehnen es ab. Aber wie erklären sie uns die Schöpfung? Wie Gott? Allah? Buddha? Brahma oder Saraswati?

Und – wie erklären sie eine Spontan-Heilung? Ob in Lourdes oder auf Teneriffa?

Neue Dimensionen und Bewusstseinserweiterung

Als Nicht-Heilerin sind mir manche Zugänge auch bei wiederholtem Lesen noch rätselhaft geblieben. Ein für mich keinesfalls beunruhigender Zustand. Nicht Abgeschlossenes kann in jeder Nachdenk-Schleife eine zusätzliche Bereicherung sein. Weiterdenk wird angeregt. Auch das individuelle Erarbeiten von Ansichten und Einsichten.

Das führt zur Kontemplation. Zum Kontakt mit der Innenwelt. Das dient dem eigenen Wohl und der persönlichen Entwicklung. Dem Wachstum. Das ist die höchste Form der (zwischen-)menschlichen Kommunikation: *mit der eigenen Seele in Kontakt zu treten.* Auch wenn es nicht immer gelingen mag, bleibt dieser Anspruch doch der herausforderndste, dem man sich stellen kann.

Parallelen oder Ähnlichkeiten mit der Platonschen Denkweise* mögen zufällig sein – falls es Zufälle gibt. Bestimmt aber gab es zwischen den Sophistikern,** die sich der glänzen-

---

* Neumann, Uwe (2006): *Platon*, 2. Auflage, Rowohlt Taschenbuch Verlag, Hamburg, S. 44 ff.

** Sie galten als Tugendlehrer und Propagandisten, weil durch starke Reden die schwache Sache zur stärkeren gemacht werden sollte – zum Zweck der politischen Führerbildung.

den Beeinflussung durch Redekämpfe – Rhetorik genannt – verschrieben hatten, und der Philosophie eines Platon oder Aristoteles ähnlich unüberwindbar scheinende Gräben wie heute noch zwischen den Anhängern wissenschaftlich belegter Heilmethoden und Menschen, die wissen, dass die bisherigen Erkenntnisse wohl »Erbsen-Status« haben. Zwischen Himmel und Erde gibt es nun mal unzählige wundersame Ereignisse und Erscheinungen, für die nach wie vor ganze Legionen von Wissenschaftlern keine Erklärung haben.

Umso erfreulicher, dass es immer wieder einzelne Mutig-Wissende und Weitsichtige gibt. Mit Zivilcourage und aufrechtem Gang. Nicht Disziplin und Eitelkeit frönend, sondern dem Synergetischen einer dialogischen Haltung, die das Wissensgebiet des anderen auf Augenhöhe mit dem eigenen sieht und nicht vertikal (unter-)ordnet.

Wer Wissenschaft ernst nimmt, sollte anerkennen, was Wissen schafft. »Es lohnt sich, offen zu sein für das, was sich unseren Sinnen entzieht. Offen zu sein für Dinge, die die Medizin noch nicht erklären kann, die aber trotzdem möglicherweise existent sind.«* Aussagen dieser Qualität sind an kein Diplom gebunden, sondern an Charakter, fachliche und geistige Größe – zum Wohl des Menschen.

Nehmen wir den Begriff Energie. Wie vieler Beweise bedarf es noch, um zu erkennen, dass alles Leben aus Energie besteht? Selbst wenn es nicht leicht ist, sich vorzustellen, dass unser Körper ein einziges Energie-Konzentrat ist – weil wir eben das Körperliche und nicht die Energie wahrnehmen – sind wir doch in der Lage, die Energie zu »spüren«. Treten Sie nur einmal bis auf wenige Zentimeter an einen Menschen heran. Sie können es spüren. Dass dieser Mensch ein elektromagnetisches

---

* Huber, Johannes (2016): *Es existiert*, Verlag edition a, ISBN 978-3-99001-168-3, Wien, S. 97 ff.

Feld um sich hat. Die Quelle dafür: *das Herz*. Angeblich noch etliche Meter außerhalb des Körpers messbar.

Geistheiler »wissen« das. Auch ohne Messung. Und arbeiten damit …

Aber der normal belastbare und gebildete Mensch sehnt sich nach schnellen Lösungen. Ob Rückenbeschwerden oder Virus-Erkrankung. Ob Konflikte mit dem Partner im Geschäft oder in der Beziehung. Wir alle wollen den Schmerz gern »abschalten«.

Nur – der Schmerz, die Krankheit, der Konflikt kommt nicht von ungefähr. Sie haben einen Grund. Den zu erforschen, zu identifizieren und ihm mit offenen Augen und offenem Herzen gegenüberzutreten sind erste Schritte zum Heilungserfolg.

Sich dessen bewusst zu werden, ist manchmal kein Honiglecken. Aber enorm befreiend und beglückend. Solche bewusstseinserweiternden Schritte können das ganze Leben auf den Kopf stellen. Können einen *Neuanfang* bedeuten.

Die Erfahrung des Unsichtbaren

Es existiert – so nennt der hoch angesehene Wiener Universitätsprofessor Dr. Johannes Huber seine couragierte Annäherung an das Unsichtbare, die vor gar nicht langer Zeit erschien. Ein Buch über Geist und Seele, Göttliches und Schutzengel, über Selbstheilung und Schulmedizin. Ist *Es existiert* der Brückenschlag eines Schulmediziners zur Geistheilung? So wie *Die 12 Programme des Bewusstseins* das althergebrachte Wissen über Geistheilung auf wissenschaftliche Forschungsbereiche ausdehnt? Möglich.

Möglich aber auch, dass Hubers Expertise, sein humanistisch geprägtes Menschenbild und seine spirituell-geistigen Kapazitäten genau jene idealen Voraussetzungen sind, die ein Autor besitzen muss, der in der heutigen faktenverliebten Zeit ernstgenommen werden will, wenn er sich mit dem schwer Erklärbaren beschäftigt.

Das eröffnet Andock-Möglichkeiten, den Zugang zu gewaltigem Wissen. Und Wertschätzung gegenüber anderen, die ebenfalls über viel Wissen verfügen – darüber, was ein gesunder und was ein kranker menschlicher Organismus ist, was krank sein überhaupt bedeutet, Heilung und Vorbeugung – und Selbstheilung.

Was Selbstheilungs-Kräfte sind. Oder Seelen. Oder Schutzengel.

Unsichtbare Phänomene, die den einen beglücken und anderen Angst machen.

Soll Unsichtbares nur deshalb nicht existieren, weil es schwer zu erklären ist? Das wäre wohl vermessen. Ja, es existiert. Aber was ist es, das uns »sagt«, wir sollten an einem bestimmten Tag nicht in einem bestimmten Gebiet Schifahren, und am Abend sehen wir dann in den Nachrichten, dass eine gewaltige Lawine genau die Berghütte mitgerissen hat, die üblicherweise unser Treffpunkt für die Jagertee-Einkehr ist?

Und angesichts der Gnade friedvoller Sterbestunden … Was führt da Regie, wenn wir nach fünf oder sechs Stunden, die wir ohne Unterbrechung am Bett der kranken Mutter sitzen, erleben, wie sie in unseren Armen stirbt, von uns gehalten, weil gerade eine Schwester das Laken glattstreichen will? Ist das ein Zufall? Oder hat da ein Schutzengel gewirkt – der gleiche, der uns von der Berghütte fernhielt?

Irgendwann wird es dafür Erklärungen geben. Bis dahin bleibt nur die Demut vor dem Unerklärbarem. Und ein Glauben, der innere Gewissheit ist.

Nervus vagus oder Wie entstehen Gedanken?

Keine Bange, die offenen Fragen werden uns nicht ausgehen, den Geistheilern so wenig wie den Wissenschaftlern. Wer wüsste nicht gern, wie Gedanken entstehen? Wie unser Bewusstsein funktioniert? Wie Heilung stattfindet?

Unser Gehirn, unser Nervensystem – das sind großartige Gebilde, vernetzte, einander bedingende und bedienende Energiezentren. Ihre Funktionsweise ist heute erst teilweise bekannt, erst teilweise erforscht. Wir wissen zum Beispiel, wie wir etwas optisch wahrnehmen, ein Bild, eine Figur, einen Körper. Aber wie gelangt es in unsere Welt? Was öffnet uns die Sinne und lässt uns das eine sehen, das andere aber nicht?

Und da gibt es welche, die behaupten, Geistheilung gibt es nicht. Wie vermessen. Nur weil sie es sich – und anderen – nicht erklären können. Respekt und Demut sind angebracht. Warum soll es uns nicht gelingen, irgendwann einmal auch wissenschaftlich zu erklären, wie wir *energetisch* wahrnehmen? Nach welchen Regeln uns Energie durchflutet und was sie alles bewirkt? Warum Heilen – ohne Medikamente und Skalpell – möglich ist?

Vielleicht liegt eine Erklärung dafür beim so genannten *Nervus vagus*, einem Missing Link zwischen Körper und Seele. Der *Nervus vagus*, der im Körper, zwischen Zellen und den Organen permanent korrespondiert, kommuniziert, Meldung erstattet und Rückmeldung gibt, für Balance sorgt. Ist er vielleicht ein möglicher Ansatz für eine wissenschaftlich fundierte Erklärung von Phänomenen, die in der Alternativ-Medizin und unter Geistheilern längst als evident angesehen und akzeptiert werden und die den Weg zur Heilung aufzeigen?

Was ist richtig? Wo liegt die Wahrheit?

Dialog und Vision

»Und wenn wir uns alle gegenseitig unsere Meinungen anhören und sie in der Schwebe halten können, ohne sie zu bewerten, und die eigene Meinung auf derselben Basis betrachtet wird wie alle übrigen, dann haben wir alle Einen Geist, weil wir *denselben Inhalt* im Kopf haben, eben alle Meinungen, alle Annahmen. In dem Augenblick ist der Unterschied zweitrangig. Dann sind wir alle in gewissem Sinn ein Leib und ein Geist.«

Dies schreibt David Bohm, Professor für Theoretische Physik am Birbeck College der University of London, in seinem Buch *Der Dialog*. Das ist seine Vision eines Dialogs, der in eine Richtung geht, die Anknüpfungspunkte für alle ermöglicht – für alle, die auf der Suche nach dem Erkennen von Ganzheitlichkeit sind. Nicht nach Eindeutigkeit. Nicht nach Wahrheit. Denn es geht nicht um Wahrheit. Es geht um einen Dialog (von Personen, Gruppen, Geistheilern, Medizinern) – um Sinn und Erkenntniszugewinn, um Horizonte. Neue Horizonte. Dialog beginnt, wo Diskussion aufhört.

Der Dialog ist *fließende* Kommunikation. Er bildet einen »Sinn-Fluss, der unter uns, durch uns hindurch und zwischen uns fließt«. Deshalb schlussfolgert Bohm so augenzwinkernd wie erfahren, dass die Vorstellung eines Dialogs der derzeitigen Struktur der Wissenschaft wohl in gewissem Sinn ebenso fremd ist wie etwa der Religion.*

Horst Krohne – ein Gelehrter

Neugierig, wie seriös oder fantastisch Ausführungen eines Geistheilers wohl sein mögen, nutzte ich also im Sommer 2017 die Gelegenheit, einen Diskussionsabend mit Horst Krohne zu besuchen. Als Gast, nicht als Heilerin – als jemand, dem die gesamte Materie fremd war. Ja, mehr noch. Ich zählte mich zu jenen Skeptikern, denen esoterisch angehauchte Dauer-Strahle-

---

* Bohm, David (2014): *Der Dialog*, 7. Auflage, Verlag Klett-Cotta, ISBN 978-3-608-98042-4, Stuttgart, S. 74 ff.

männer suspekt sind. So sehr wie die zahllosen Heilsverkünder-Buchläden, in denen Duftkerzen und Räucherstäbchen die Sinne mehr vernebeln als klären.

Aber was hatte ich schon zu verlieren, wenn ich mir persönlich ein Bild von einem Geistheiler machte, der – wie mein geliebter Mann mir versicherte – mit Abstand der angesehenste im deutschen Sprachraum (und darüber hinaus) sei? Nichts, wie sich herausstellen sollte! Was Horst Krohne auf dem Diskussionsabend sagte, war fern jeder Eitelkeit oder der Ambition, als »Wunderheiler« Eindruck schinden zu wollen.

Keine Zuhörerin und kein Zuhörer geriet in verzückte Ekstase. Obwohl es verschiedentlich schon zu dem einen oder anderen verklärten Gesichtsausdruck kam.

Was allerdings evident war und eineinhalb Stunden konzentrierteste Aufmerksamkeit abrief, war die *von Respekt und Hochachtung vor der Größe der Schöpfung getragene Darstellung des Wunderwerks Mensch.* Es gab Momente atemloser Stille, wenn man als Zuhörer durch die Erläuterungen geführt wurde – hin zu einem neuen Verständnis. Zu einem wenigstens ansatzweisen Begreifen, wie eng Seele, Geist & Körper vernetzt sind. Des Verstehens, wie hoch komplex dieses in sich geschlossene, einmalige Universum mit allen darin ablaufenden Prozessen funktioniert. Wie wir durch das Ignorieren von körperlich-geistigen Zusammenhängen mit viel Energieaufwand unsere eigenen Krankheiten, Krisen und Krebs fördern können – beziehungsweise bei positiver Sichtweise: Was wir für unsere eigene Gesundheit, für unser Glück, unser geistiges Wohlergehen nicht alles tun können. Wie wir unser eigener Assistenz-Arzt sein können. Oder eben die Assistenz-Funktion eines Heilers in Anspruch nehmen können – zur Gesundung. Zur Heilung unseres Selbst.

Was fasziniert so sehr an der Lehre der Geistheilung?

Warum geht man als Nicht-Heilerin zu einem Diskussionsabend von angehenden und praktizierenden Heilern? Noch dazu von Horst Krohne? Warum nimmt man das Angebot an, sein neuestes Buch zu lesen, noch bevor es im Buchhandel erhältlich ist? Wohl nicht, um ihm als Lektorin gute Dienste zu erweisen, sondern weil seine Themen im Grunde uns alle angehen. Sie interessieren jeden. Es sind Fragen nach dem WAS – des Lebens. Dem WIE – des Einklangs von Geist, Körper und Seele. Dem WARUM – von Krankheit und Schmerz, von Freude und Gesundheit.

Möglicherweise ist es gerade das so schwer Begreifbare und Beschreibbare, das fasziniert. Das aber auch ärgerlich stimmt, weil jeder Versuch, es beschreiben zu wollen, sperrig gerät und nur ein Abklatsch von tatsächlich Gefühltem, Erahntem, Gespürtem bleibt. Vielleicht auch bleiben muss, weil eben jeder Mensch ganz unterschiedlich und individuell fühlt, ahnt, spürt. Jeder hat sein ganz spezifisches Repertoire – das er mit sich herumträgt. Und jeder erhält ganz individuelle Antworten.

Der Rasterplan Krohnes ist eben ein Rasterplan, nicht die Feinzeichnung, die ein fix und fertiges Maßnahmenpaket beinhaltet, das nur noch ausgepackt zu werden braucht. Für die Konkretisierung des eigenen Lebensplans muss man sich schon selber bewegen. Geistig. Körperlich. Und auch seelisch.

Zugegeben, es gibt sicher Leichteres, als sich vom visuell wahrnehmbaren Körperlichen gedanklich wegzubewegen und vorzustellen, dass wir – dass der Mensch – materialisierte Energie ist. Ich hatte durchaus meine Mühe damit.

Aber wenn unser Herz von einem elektromagnetischen Feld umgeben ist, das sich sogar messen lässt, wenn in unserem Gehirn die Neuronen Energie abfeuern, dass es nur so eine Freude ist, wenn wir manchmal sprichwörtlich ausgedrückt »wie elektrisiert sind« und unsere Gedanken ja nun wirklich durch elektrische Impulse entstehen … Vor diesem Hintergrund konnte ich es akzeptieren. *Der Mensch ist materialisierte Energie, er ist eine Verdichtung von Atomen in unterschiedlichen Graden der Stofflichkeit.*

Krohne personalisiert nicht. Er bringt uns Phänomene und Prozesse näher, die schwer beschreibbar sind. Und er lässt uns teilhaben an seinen Einblicken in Dimensionen, die es zweifellos wirklich gibt – ob wir es nun glauben wollen oder nicht.

Hirnforschung lehrt Demut und Fülle

Wir sind Wunderwerke, zusammengesetzt aus elektromagnetischen Signalen, die sich aus allen erdenklichen energetischen Ebenen speisen.

Betrachten wir zum Beispiel eine Erkenntnis der Hirnforschung, die uns Demut und eine Ahnung von der Fülle bringt, die es noch zu entdecken gibt: Im sogenannten »inferotemporalen Kortex«, einem Gebiet auf unseren Schläfenlappen, sitzen Neuronen, die einzig auf Gesichter und Hände ansprechen. Es gibt folglich gesichtsspezifische Zellen, die uns befähigen, Gesichter zu erkennen; wobei es Neuronenpopulationen zu geben scheint, die das Erkennen allgemeiner Eigenschaften von Gesichtern ermöglichen, und solche, die zum Erkennen individueller Gesichter dienen. Selbst für Neurowissenschaftler ist es heute immer noch rätselhaft, wie Neuronen (die durch Verschaltungsstufen auf vielen verschiedenen Ebenen miteinander vernetzt sind) im Schläfenlappen unseres Gehirns solche komplexen Antwort-Eigenschaften besitzen können.

Wir können also bis heute noch nicht die Frage beantworten, *wie* wir Objekte, Gesichter, Menschen eigentlich erkennen. Wir wissen lediglich, *dass* wir sie erkennen. Wie das visuelle System das genau bewerkstelligt, ist für uns nach wie vor rätselhaft.*

Das bedeutet im Klartext: Wir sind noch lange nicht im Besitz aller technischen und intellektuellen Fähigkeiten, die auch nur für die Erforschung unseres Gehirns nötig sind. Das Mysterium der Milliarden Nervenzellen, Synapsen, Dendriten, deren Verschaltungen und Vernetzung, des Funktionierens und Zusammenwirkens unserer Sinne – um nur einige Stichworte zu nennen … dieses Mysterium zu entschlüsseln, wird noch Generationen von Forschern beschäftigen. Falls überhaupt jemals restlose Klarheit möglich ist.

Und wenn man sich einmal ansieht, wie die Wissenschaftler sich heute immer stärker in akademischer Uneinigkeit üben, scheint die Toleranz auch nicht gerade Fortschritte zu machen. Wenn Dinge, die es doch offenbar gibt, die geschehen und ihre Wirkung entfalten, auf herkömmliche Weise nicht erklärt werden können, greift man nicht etwa zu neuen Erklärungsmodellen, sondern lehnt sie aus »wissenschaftlicher« Sicht einfach ab.

Was also in der (Neuro-)Wissenschaft akzeptiert wird, nämlich die Erforschung von Neuland, dient bei der Geistheilung dazu, sie lächerlich zu machen? Hier wird mit zweierlei Maß gemessen, denn die energetische Wirkung bei Behandlungen ist sehr wohl messbar, ohne das Geschehen – derzeit noch – hinlänglich erklären und beweisen zu können.

Störungen verhindern die Energieversorgung

Dass der Mensch – die ganze Welt – Energie ist, materialisierte Energie, scheint die Wissenschaft inzwischen theoretisch zu akzeptieren. Dass wir aber auch ein energetisches Organsystem

---

* Gegenfurtner, Karl R. (2011): *Gehirn und Wahrnehmung*, Fischer Taschenbuch Verlag, ISBN 978-3-596-19021-8, Frankfurt am Main, S. 55 ff.

besitzen, die Chakren (sowie gleich mehrere Energiekörper mit Meridianen), wird auf die eben beschriebene Weise gern lächerlich gemacht. Und das, *obwohl* dieses System messbar ist. Und nicht nur messbar – sondern auch *störanfällig*.

Dass dies der Fall ist, ja dass sogar das *gesamte* Energiesystem des Menschen störanfällig ist, erfahren wir bewusst oder unbewusst täglich. Und Störungen haben stets ihre Auswirkungen. Mehr oder weniger dramatisch – je nach Intensität und Dauer. So wie ein kurzer Stromausfall im Haus kaum oder gar nicht wahrgenommen wird, spielt es sich offensichtlich auch in unserem Körper ab. Kurze Versorgungsengpässe werden kompensiert. Andauernde sind zutiefst »krank machende« und hinterlassen Spuren.

Und schon sind wir wieder bei der *fließenden Kommunikation*. Wo Kommunikation nicht mehr fließt, treten Störungen auf. Durch Stress. Durch Altlasten des Lebens. Durch negative Erlebnisse in frühester Kindheit. Durch genetische Disposition. Alles Erdenkliche kann den Energiefluss in unserem komplexen energetischen Körperhaushalt stören.

Auch unser Bewusstsein ist ein elektromagnetisches fließendes Netzwerk: In der Schulmedizin hielt man lange Zeit die Nerven für die Träger des Bewusstseins. Sie seien quasi unsere Gedanken. Heute kann man dank der Fortschritte bei den bildgebenden Darstellungen über Gehirnaktivitäten oder den Blutfluss viel genauere Aussagen treffen als noch vor wenigen Jahren – eben auch über die Aktivität der Neuronen im menschlichen Gehirn. Dadurch gilt inzwischen beispielsweise als bewiesen, dass die Nerven elektrische Ladungen produzieren, die als Gedanken in unserem Bewusstsein Platz greifen.* Viele dieser Erkenntnisse sind auf die technische Weiterentwicklung von Analysemöglichkeiten in der Schulmedizin zu-

* Huber, 2016, S. 98.

rückzuführen – auf den Einsatz von Magnet-Resonanz-Tomographen (MRT), der Elektroenzephalografie (EEG) oder der funktionellen Magnetresonanztomografie (fMRT), mit der zum Beispiel aktivierte Hirnareale mit hoher räumlicher Auflösung dargestellt werden.

Heilung ist möglich. Immer und überall. Auf jeder Ebene. Sie ist aber *nicht* – einmal abgesehen von Spontanheilungen – auf Knopfdruck zu haben. Sie ist keine elektrische Pille, die man sich einpfeift, und flugs ist der Schmerz vorbei. Selbstheilungskräfte zu aktivieren, unterstützt oder gecoacht von einem Heiler, kann Stunden, Tage, Wochen dauern. Auch länger. Aber es funktioniert. Voraussetzung sind die »intrinsische« Ernsthaftigkeit und die Bereitschaft zur Veränderung, sobald man erkannt hat: *Time for a change!*

Nicht alles, was existiert, ist schon beweisbar

Das Fatale am Menschen ist sein Hang zur Rechthaberei. Zum Streben nach und zur Ausübung von Macht. Die menschliche Haltung lässt den Gedanken meistens nicht zu, dass jeder nur Bruchteile von Wahrheiten kennt und niemand das große Ganze versteht. Oder sehen kann. Ich plädiere hier also weder für die Geistheilung, noch halte ich eine Schmährede auf die Schulmedizin. Vielmehr appelliere ich an beide Fakultäten, noch Unbewiesenes nicht als Grund dafür zu sehen, dass es nicht möglich sein könnte, dem Menschen zu helfen, das im Körper immanente *Heilungspotenzial* zu aktivieren.

Vieles ist für uns heute noch eine Black Box, in die wir nicht hineinschauen können. Das bedeutet nicht, dass es sie nicht gibt, diese Programme des Geistes, der Geistheilung, diese Phänomene, Prozesse und Dimensionen. Es gibt sie, doch gibt es für den zahlenorientierten Menschen nichts Verwirrenderes als Phänomene und Prozesse, die gefühlt, aber nicht berührt werden können. Die gespürt, aber nicht gehalten werden können. Es entzieht sich seinem mathematisch und strategisch ausgerichteten Zugriff, weil es mehr ist als das, was er kennt. Es ist eben kein bloßes Ding. Es ist feinstoffliche Energie, die auf unsere Materie einwirkt, damit sie sich wieder ordnen kann. Das ist Heilung. Und wenn man Heilung haben will, ist das mit Intention und Arbeit verbunden. *Man muss Heilung wollen.*

Horst Krohne legt sein bislang wahrscheinlich wichtigstes Buch wohl deshalb gerade jetzt vor, weil die Zeit des Umbruchs gekommen ist. Der Dialog zwischen Gruppen, die bislang einander nicht unbedingt freundschaftlich gesonnen waren, ist greifbar geworden. Die Zeit scheint reif zu sein für die längst überfällige Versöhnung von Schulmedizin und Alternativmedizin, von Geistheilern und den Jüngern des Hippokrates. Sie stehen sich nicht mehr als Gegner gegenüber. Sie mögen verschiedene Auffassungen vertreten hinsichtlich der Methodik und vielleicht auch einen unterschiedlichen Ansatz haben, aber oft haben sie sich als Menschenfreunde demselben Ziel verschrieben – zu helfen.

Wir wissen es alle: Die Zeit des Umbruchs hat noch viele andere Gesichter – globale Bedrohungsszenarien, Machthaber, die der Schizophrenie näherstehen als dem Schutz ihrer Bürger, Umweltkatastrophen, die uns erstarren lassen angesichts der Urgewalten, die da plötzlich ungezügelt ganze Landstriche – und alles, was Menschen dort errichtet haben – zerstören, Migrationsströme, die jede bisherige gesellschaftliche und politische Routine aus den Angeln heben. Lauter Zeichen für eine Zeit des Umbruchs.

Aber wir leben gleichzeitig in einer Zeit der Annäherung – der Annäherung von bisher als gegensätzlich empfundenen Meinungen, Überzeugungen und Sichtweisen. Das Ergebnis wird mehr als nur eine simple Addition von Wissen sein. Es ist das Ende der

Diskussionen, es ist ein *Dialog*. Durch die Besinnung auf das wohl größte Mysterium, den Menschen, könnte eine ungeahnte Potenzierung von Erkenntnissen möglich werden. Gemeinsam werden wir neue Ebenen des Wissens erreichen.

Alles existiert *in* uns. Nicht zuletzt dieser Dialog. Ob er ein Wagnis ist? Ja, durchaus. Ob er sich lohnen wird? Ganz ohne jeden Zweifel.

Auch wenn das Verständnis für das schwer greifbare energetische Phänomen Mensch nicht *ad hoc* gegeben ist. Oder das Verstehen von Zusammenhängen und Interaktionen zwischen Energie und Materie. Oder die energetische Kommunikation und der Dialog mit Geist und Seele schwer nachvollziehbar sind – und wie das alles funktioniert.

Man kann es nicht vereinfacht darstellen. Dazu hat es ein Lebenswerk gebraucht.

Die Komplexität des Systems, der Lehre der *Schule der Geistheilung nach Horst Krohne®*, verlangt unsagbar viel Wissen. Von den Dozenten und Heilern genauso wie von den Menschen, die sich ihnen anvertrauen. Am Schluss benötigt es wohl auch einen Schuss Glauben. Aber wo braucht man den nicht? Selbst nüchtern kalkulierende und strategisch versierte Wirtschaftsmagnaten müssen täglich an ihre Sache glauben. An ihre Kooperationspartner. An die Mitarbeiter. Nichts hätte jemals ohne diesen Glauben, ohne Vertrauen, funktionieren können, da es weder allumfassendes Wissen noch Kontrolle über alles und jeden in einer Hand geben kann.

Das macht Krohnes aktuelles Buch zu einem einzigen *Bekenntnis zur Liebe.*

Es ist ein Appell, sich um die zentrale Kraft von Glück und Gesundheit zu kümmern – der Liebe zu sich selbst. Der Liebe zu den Menschen, den Mitmenschen. Zur Schöpfung.

Ohne diese Liebe gedeiht Krankheit. Versiegt die Möglichkeit von Heilung.

Projiziert auf die Gemeinschaft der Menschen ergibt sich daraus eine faszinierende Vision: Statt immer mehr Geld in zunehmend unfinanzierbare Gesundheitssysteme für immer weniger Menschen zu stecken, könnten wir immer mehr Geld für jene freimachen, die kein Dach über dem Kopf haben, unterernährt sind und ohne Perspektive.

Ein monetärer Migrationsstrom der Glücksverteilung, nicht der Abkapselung. Das ist eine Vision, die schon allein als Vision glücklich stimmt. Ausgelöst von einem Mann, der als personifizierte Inspiration bezeichnet werden kann. Als Initialzündung für eine neue Gesundheits-Strategie für Körper, Geist & Seele.

Die exklusive Privatklinik für jeden von uns ist keine Utopie. Sie ist Realität. Sie steht uns vierundzwanzig Stunden am Tag zur Verfügung. Unser Körper und unsere gespeicherte Energie ist zu mehr imstande, kann mehr leisten als jedes Sanatorium der Welt. Selbst wenn man weltweit alle Privatkliniken energetisch und wissenstechnisch bündeln könnte.

Das ist es, was Horst Krohne von anderen unterscheidet.

Diesen Luxus zu entdecken hilft dieser außergewöhnliche Humanist und Heiler.

Das ist schlussendlich auch die Antwort auf die eingangs gestellte Frage, warum ich mir Horst Krohne angetan habe. Und sein vorliegendes Buch.

Es ist eine ganz spezielle Liebeserklärung an die Schöpfung. Von einem Mann, dessen Attraktivität trotz Achtzig-plus ungebrochen ist. Einem altruistischen Philanthropen der Heilkunst. Tiefgründig und humorvoll. Mit Augen, die ewig jung sind, und einem Gesicht, das altvertraut erscheint.

Man kommt nicht umhin.

Man muss es mögen. Man muss ihn mögen.

Mit heilerischen Grüßen,

Angelika Mayrhofer-Battlogg

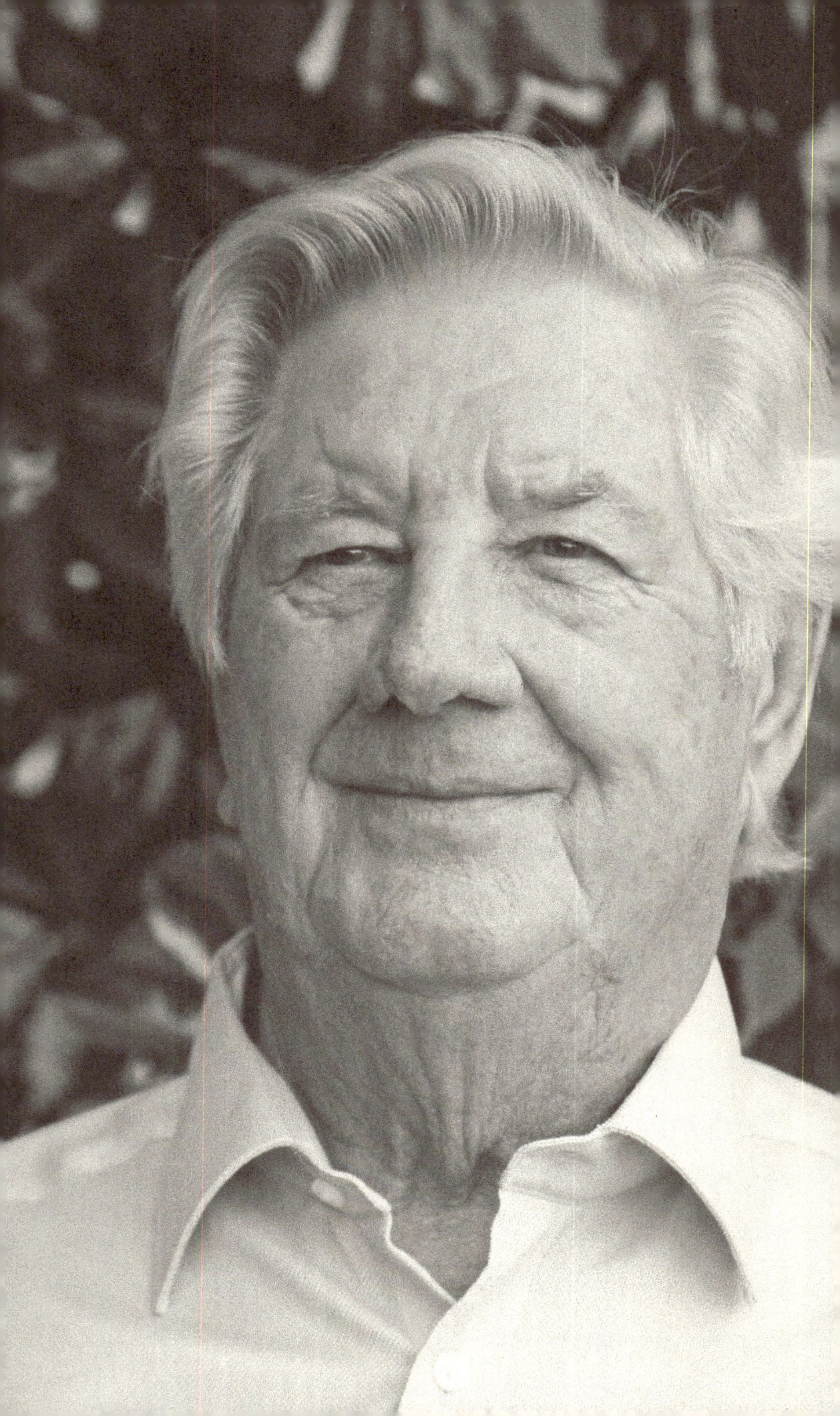

Horst Krohne,

Gründer der Schule der Geistheilung nach Horst Krohne®, unterrichtet ein wissenschaftlich fundiertes System, das jedem Menschen die Möglichkeit gibt, geistige Heilweisen zu erlernen und auszuüben. Der Erfolg seiner Lehrmethoden und seiner vielen bisher erschienenen Bücher, darunter *Die Schule der Geistheilung*, *Geheimnis Lebenskalender*, *Organsprache* und *Neue Sicht des Geistigen Heilens,* machten ihn zum angesehensten deutschen Geistheiler.

Nach einer Lehre als Feinoptiker für astronomische Instrumente/Spiegelteleskope mit Abschluss der Meisterprüfung erlernte der 1934 in Berlin Geborene im zweiten Bildungsweg die Betriebs- und Verkaufspsychologie, auf die eine Ausbildung zum Kosmobiologen/Astrologen sowie zum Radiästhesisten folgte. Bereits 1970 stieg er aus dem Wirtschaftsleben aus und eröffnete das »Zentrum für Lebenshilfe« mit Hotel auf Teneriffa. Acht Jahre lang studierte er dort mit Heilern aus allen Kulturkreisen das Phänomen des Geistigen Heilens und begann 1985 in Deutschland, Österreich und der Schweiz mit seiner Lehrtätigkeit auf den Gebieten Radiästhesie, Heilmeditation und Geistiges Heilen. Durch seine eigene mediale Begabung und Chakra-Sichtigkeit gelang es ihm, bei vielen Menschen die Selbstheilungskräfte und heilerischen Fähigkeiten zu aktivieren. Seine Bekanntheit wuchs noch durch mehrere Fernsehauftritte im ARD, ZDF, RTL und auf ARTE.

Einladungen als Referent führten ihn zu internationalen Kongressen und Messen und anderen Heiler-Veranstaltungen, wie die Schweizer PSI-Tage.

Gemeinsam mit Ärzten, Psychologen und Psychiatern entwickelte er das Lehrprogramm der *Schule der Geistheilung nach Horst Krohne®*, die er 1998 gründete und deren Programm mittlerweile von Dozenten der Schule europaweit als Aus- und Fortbildung im Bereich der Geistheilung gelehrt wird.

Zusammen mit seiner Frau Anneli, die ihn beim Aufbau der Schule unterstützte und ihm bei den Seminaren mit großem Engagement zur Seite steht, seine Bücher redigiert und den seit 2001 bestehenden jährlichen »Internationalen Heiler-Kongress« sowie 2006 den *Heilspiegel* ins Leben rief, das Fachmagazin der Schule, hält er weiterhin Vorträge und gibt Supervisionen für Dozenten und andere Heiler.

Seit 2015 besteht die *Horst-Krohne-Stiftung* zur Förderung der Wissenschaft und Forschung auf dem Gebiet der alternativen Heilmethoden.

www.schule-der-geistheilung.de

Werkverzeichnis

Bücher

1999 *Die Schule der Geistheilung*, Ansata • ISBN 978-3-7787-7202-7 [HC, vergriffen]

2002 *Handbuch für heilende Hände. Das A-Z der Übertragung von Heilenergie*, Ansata • ISBN 978-3-7787-7223-6 [Paperback, vergriffen]

2003 *Organsprache-Therapie. Neueste Methoden der Geistheilung in Verbindung mit Aura und Meridianen*, Ansata • ISBN 978-3-7787-7238-6 [HC, vergriffen]

2003 *Die Schule der Geistheilung*, Ansata • ISBN 978-3-7787-7202-7 [Paperback]

2004 *Geheimnis Lebenskalender. Heilen mit dem Gedächtnis des Energiekörpers*, Ansata • ISBN 978-3-7787-7268-3 [HC, vergriffen]

2005 *Das Hausbuch der Geistheilung. Soforthilfe bei Alltagsbeschwerden, Unfällen und chronischen Leiden*, Ansata • ISBN 978-3-7787-7292-8 [HC, vergriffen]

2006 *Neue Sicht des Geistigen Heilens. Zur Behandlung psychosomatischer Erkrankungen*, AMRA • ISBN 978-3-939373-01-8 [HC vergriffen, eBook erhältlich]

2007 *Geistheilung ist ansteckende Gesundheit. Wie und warum Heilung durch Energie funktioniert*, Ansata • ISBN 978-3-7787-7328-4 [HC, vergriffen]

2009 *Geistheilung mit dem Lebenskalender. Wie Sie Belastungen und Blockaden aus dem Gedächtnis Ihres Energiekörpers löschen*, Heyne • ISBN 978-3-453-70122-9 [Tb]

2009 *Das Hausbuch der Geistheilung. Soforthilfe bei Alltagsbeschwerden, Unfällen und chronischen Leiden,* Heyne • ISBN 978-3-453-70132-8 [Tb, vergriffen]

2010 *Geistheilung – Dialog mit der Seele,* Allegria • ISBN 978-3-7934-2186-3 [HC]

2011 *Heilende Hände bei Allergie. Mit Geistheilung Allergien überwinden,* Allegria • ISBN 978-3-54874-537-4 [Tb]

2012 *Geheimnis Lebenskalender. Heilen mit dem Gedächtnis des Energiekörpers,* Ansata • ISBN 978-3-7787-7473-1 [HC, vergriffen]

2012 *Organsprache-Therapie. Neueste Methoden der Geistheilung in Verbindung mit Aura und Meridianen,* Heyne • ISBN 978-3-453-70205-9 [Tb]

2012 *Handbuch für heilende Hände. Das A-Z der Übertragung von Heilenergie,* Ansata • ISBN 978-3-778-77461-8 [Tb]

2013 *Der Geist, der mich rief. Vom Wirken der göttlichen Kraft,* Ansata • ISBN 978-3-7787-7481-6 [HC, vergriffen]

2013 *Geistheilung – Dialog mit der Seele,* Allegria • ISBN 978-3-54874-583-1 [Tb]

2014 *Ansteckende Gesundheit. Die faszinierenden Chancen der Geistheilung,* Heyne • ISBN 978-3-453-70265-3 [Tb]

2018 *Die 12 Programme des Bewusstseins. Geistiges Heilen und der Sinn des Lebens,* AMRA • ISBN 978-3-95447-185-0 [HC, auch als eBook]

2020 *Ich möchte wissen, um zu helfen! Wie mediale Durchgaben die Heilung unterstützen,* AMRA • ISBN 978-3-95447-442-4 [HC, auch als eBook]

2021 *Neue Sicht des Geistigen Heilens. Jede Krankheit ist heilbar,* AMRA • ISBN 978-3-95447-511-7 [HC, Neuausgabe mit doppeltem Umfang, auch als eBook]

2022 *Geheimnis Lebenskalender. Heilen mit dem Gedächtnis des Energiekörpers,* AMRA • ISBN 978-3-95447-513-1 [HC, erweiterte Neuausgabe, auch als eBook]

2022 *Das Hausbuch der Geistheilung. Soforthilfe bei Alltagsbeschwerden, Unfällen und chronischen Leiden*, AMRA • ISBN 978-3-95447-515-5 [HC, erweiterte Neuausgabe, auch als eBook]

Sonstiges

2004 *Selbstheilung durch Chakra-Meditation*, gesprochen von Horst Krohne, Ansata • ISBN 978-3-7787-7269-0 [CD]

2004 *Auroskop. Erkennen Sie Ihre Aura-Farben!*, Ansata • ISBN 978-3-7787-7261-4 [Kartenset, vergriffen]

2007 *Meridian Heilmeditationen*, gesprochen von Horst Krohne, Ansata • ISBN 978-3-7787-7340-6 [CD, vergriffen]

2012 *Die Heiler – der Film*, mit Horst Krohne, Lanakila Film [DVD]

2013 *Horst Krohne. Ich möchte wissen, um zu helfen. Filmportrait eines großen Heilers*, Lanakila Film [DVD]

2014 *Burnout. Eine Chance zum Neubeginn*, mit Horst Krohne, Lanakila Film [DVD]

2014 *Schule der Geistheilung nach Horst Krohne. Die größte Geistheilerschule Europas*, Lanakila Film [DVD]

2014 *Farbmeditation*, gesprochen von Horst Krohne [CD, Vertrieb: Schule der Geistheilung]

2015 *Auroskop. Die Aura messen, deuten, harmonisieren*, Ehm Welk • ISBN 978-3-94348-731-2 [Kartenset, Vertrieb: Schule der Geistheilung]

Wenn Sie Fragen zu bestimmen Titeln haben,
können Sie uns erreichen unter
info@schule-der-geistheilung.de.

Über die größte Geistheilerschule Europas
erfahren Sie mehr aufhttps://youtu.be/gDb2Xw-lHZg.

Kontakt

Horst Krohne: Gründer der
Schule der Geistheilung nach Horst Krohne®

Ausbildung mit Abschlusszertifikat
Bücher von Horst Krohne
Fachmagazin *Heilspiegel*
Übungs- und Heilkreise

Heilervermittlung:
www.schule-der-geistheilung.de
info@schule-der-geistheilung.de

Direkte Korrespondenz:
Horst & Anneli Krohne
Mar Y Cumbre
Calle Acevino 16, Portal 1, A-M
E-38400 Puerto de la Cruz, La Paz
Tenerife / Islas Canarias

Anneli Krohne-Hösbacher & Horst Krohne
Lutherstraße 76
D-63225 Langen in Hessen
eMail: ahoesbacher@gmx.de

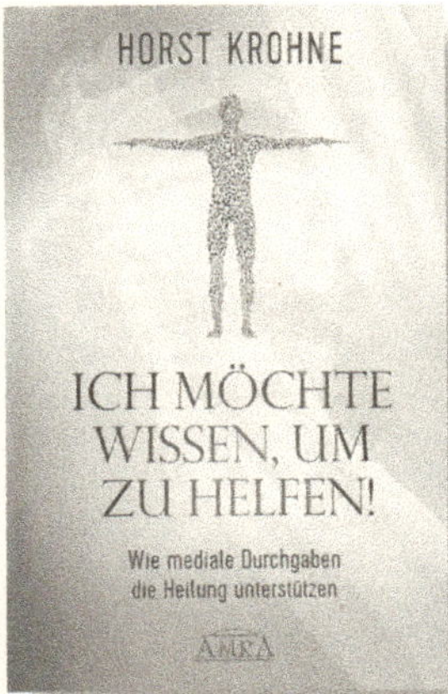

Horst Krohne
Ich möchte wissen, um zu helfen!
Wie mediale Durchgaben die Heilung unterstützen
176 Seiten, gebunden, oranges Leseband
€ [D] 19,99 / € [A] 20,60 • ISBN 978-3-95447-442-4

Der neue ganzheitliche Ansatz der Medizin ist radikaler, als die meisten denken. Vor wenigen Jahren erkrankte der Autor an einem Virenbefall. Seine Ärzte gaben ihm nur geringe Überlebenschancen, doch dank mehrerer Durchsagen aus der Geistigen Welt gelang es, die fehlerhaften Funktionen aufzudecken. Er ist völlig genesen.

Selbsthilfe bei Viren –
durch Channeling!

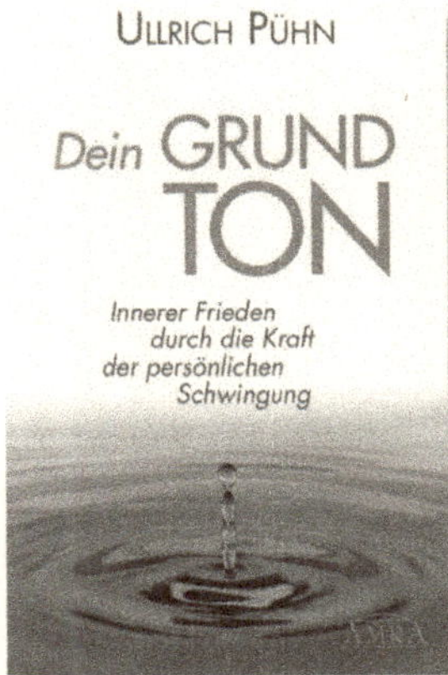

Ullrich Pühn
Dein Grundton
Innerer Frieden durch die Kraft der persönlichen Schwingung
160 Seiten, gebunden, oranges Leseband
€ [D] 14,80 / € [A] 15,30 • ISBN 978-3-95447-148-5

»Wenn man seinen Grundton singt, gerät der ganze Körper in Schwingung.« – Ullrich Pühn

Für jeden Menschen gibt es einen Ton von zentraler Bedeutung. Er ist nicht vererblich und auch nicht anerzogen, sondern existiert bereits bei der Geburt. Er ist die tonale Basis jeder Persönlichkeit.

Vorwort von Alexander Lauterwasser.

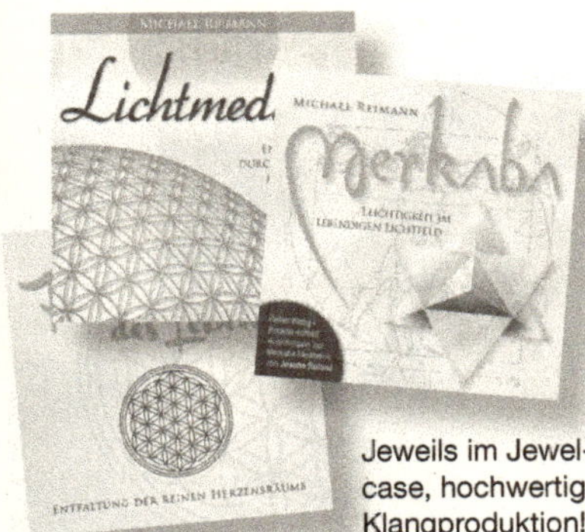

Jeweils im Jewel-case, hochwertige Klangproduktion!

Michael Reimann
Blume des Lebens
Entfaltung der reinen Herzensräume
63 Min.; € [D/A] 19,99 • ISBN 978-3-95447-028-0

Michael Reimann
Lichtmedizin
Entspannung durch Harmonie mit der Erde
68 Min.; € [D/A] 19,99 • ISBN 978-3-95447-155-3

Michael Reimann
Merkaba [mit Jeanne Ruland]
Leichtigkeit im lebendigen Lichtfeld
55 Min.; € [D/A] 19,99 • ISBN 978-3-95447-154-6

»Diese CDs tragen uns in neue Dimensionen und helfen uns, uns tiefer in das Lichtfeld einzuschwingen, das uns durchströmt. Sie eignen sich hervorragend, um die Kraft der heiligen Geometrie, ihre Ebenen und Dimensionen, intuitiv zu erfassen. Ich wünsche himmlisch lichtvolle Erfahrungen!« – *Jeanne Ruland*

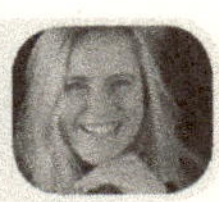

Buchauszüge und Hörproben auf www.AmraVerlag.de

Bestseller der Energiearbeit!

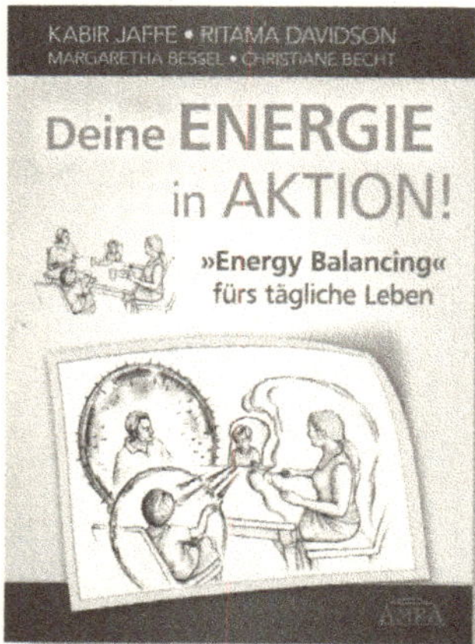

Kabir Jaffe, Ritama Davidson,
Margaretha Bessel, Christiane Becht
Deine Energie in Aktion!
»Energy Balancing« fürs tägliche Leben
304 Seiten, illustriert, mit Zusatzfarbe
Amra Paperback XXL
€ [D] 29,99 / € [A] 30,90
ISBN 978-3-939373-85-8

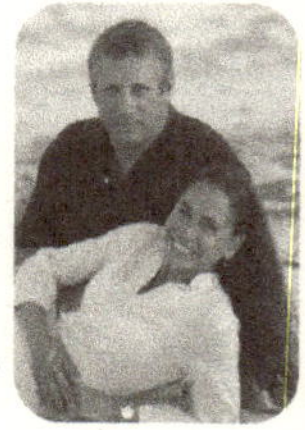

Was geht wirklich vor sich, wenn wir sagen, jemand sei offen oder verschlossen, die »Chemie« stimme nicht oder eine Person »sauge« uns aus? Was geschieht, wenn wir miteinander sprechen, und warum sind wir manchmal nicht »bei uns«?

Wir bilden uns diese Dinge nicht ein – wir nehmen die subtile Welt machtvoller Energien wahr!

Energy Balancing –
für den Alltag!

Kabir Jaffe, Ritama Davidson,
Margaretha Bessel, Christiane Becht
Wandposter:
Deine Energie in Aktion!
Die faszinierende Welt der Energie
DIN-A1, glänzendes Bilderdruckpapier
€ [D] 19,99 / € [A] 20,60
ISBN 978-3-95447-033-4

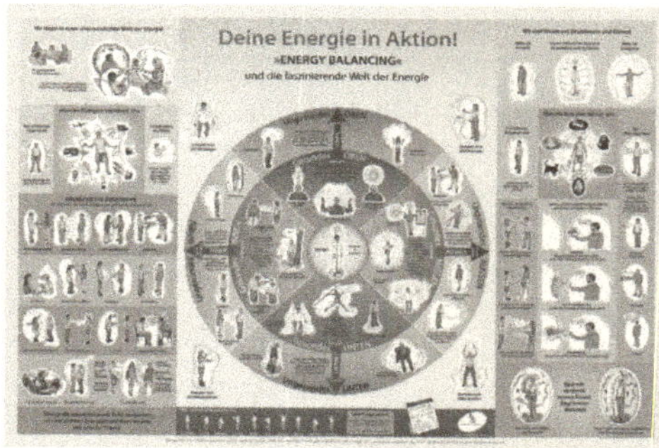

Mehr als 50 farbige Illustrationen, Übungen und Grundlagen aus dem Buch. Für den eigenen Gebrauch oder als Trainingshilfe für Energie-Arbeiter, Therapeuten und jeden, der viel mit anderen Menschen zu tun hat.

Ein faszinierender Blickfang!

Sind Sie eine Indigo-Seele
und wissen es nicht?

Kabir Jaffe & Ritama Davidson
Indigo-Erwachsene
Wegbereiter einer neuen Gesellschaft
208 Seiten, gebunden, mit Leseband
€ [D] 19,99 / € [A] 20,60 • ISBN 978-3-939373-10-0

Eine neue Art Mensch tritt in Erscheinung, als nächster Schritt in der Entwicklung der Menschheit. Es sind visionäre und kreative Frauen und Männer, fortschrittlich, sensibel und unabhängig. Sie verkörpern neue Auffassungen, ein anderes Denken und Fühlen.

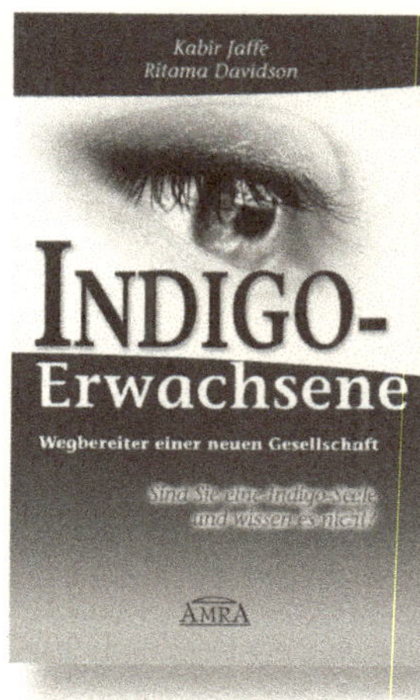

Video-Interview und Gratis-eBook auf www.AmraVerlag.de